大健康产业发展趋势及战略路径研究

李 林／著

西南交通大学出版社
·成 都·

图书在版编目（ＣＩＰ）数据

大健康产业发展趋势及战略路径研究／李林著. —
成都：西南交通大学出版社，2018.2
ISBN 978-7-5643-6034-4

Ⅰ.①大… Ⅱ.①李… Ⅲ.①医疗保健事业－产业发
展－研究－中国 Ⅳ.①R199.2

中国版本图书馆 CIP 数据核字（2018）第 024928 号

大健康产业发展趋势及战略路径研究

李 林 著

责任编辑	罗爱林
特邀编辑	顾 飞
封面设计	墨创文化
出版发行	西南交通大学出版社 （四川省成都市二环路北一段 111 号 西南交通大学创新大厦 21 楼）
发行部电话	028-87600564　028-87600533
邮政编码	610031
网址	http://www.xnjdcbs.com
印刷	四川煤田地质制图印刷厂
成品尺寸	170 mm×230 mm
印张	8.25
字数	133 千
版次	2018 年 2 月第 1 版
印次	2018 年 2 月第 1 次
书号	ISBN 978-7-5643-6034-4
定价	38.00 元

序言

健康是人类的第一需求，在历史发展长河中，人们从未停止过对健康的探索和追求。追求健康是人类社会发展延续最重要的目标，也是人类社会谋求更高生活品质的强大动力。人们生活水平的不断提高、生活方式的不断升级以及人口老龄化和亚健康问题的不断凸显，健康饮食、健康医疗、健康预警、健康休闲等越来越受到全世界人们的关注，健康观念也由单纯追求疾病治疗向疾病预警、从治疾病向治未病转变。在此背景下，涵盖医药工业、医药商业、医疗服务、保健品、健康保健服务等领域的健康产业逐渐成为 21 世纪引导全球经济发展和社会进步的重要产业。

从全球发展态势看，世界经济复苏缓慢，在低速"弱增长"中转型，在转型中"弱增长"将是未来世界经济发展的新常态。历经 30 多年的粗放型高速增长，我国经济已进入以"中高速、优结构、新动力、多挑战"为主要特征的新常态，推动发展方式转变、经济结构优化、发展动力转换就成为经济新常态下我国保持中高速增长的重点任务，进而实施创新驱动和产业优化升级战略，则成为新常态下中国经济中高速增长的新引擎。

顺应这一趋势，以维护健康、修复健康、促进健康为显著特征的大健康产业，成为世界各国重点培育和发展的新兴产业，也逐渐成为全球最大和增长最快的产业之一。在《"健康中国 2030"规划纲要》指导下，顺应世界健康产业发展趋势，以满足全面健康需求为目标的大健康产业，必将成为我国经济增长的重要增长点和打造健康中国的战略抓手。

编　者

2017 年 10 月

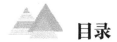

目录

第三篇　国内外大健康产业发展现状及趋势

第四篇　我国大健康产业发展战略路径研究——以重庆市为例

第五篇　专题研究

第一篇　大健康产业发展的战略背景

　　近年来，为了改善国民健康，提升人口质量，世界主要发达国家和发展中国家相继出台了健康国家战略。在健康国家战略的指引和促进下，大健康产业正逐步成长为增强综合国力、促进全民健康的重要组成部分，成为21世纪引导全球经济发展和社会进步的重要产业，成为全球最大和增长最快的产业之一，被公认为是继IT产业之后的全球"财富第五波"。

第一章　国外健康国家战略概述

国家健康战略是反映一个国家对其国民健康的总体价值观和发展愿景，实施国家健康战略关系国家发展和人民根本福祉。联合国以及美国、日本、欧洲等国家和地区纷纷按照自身实际，出台并实施了健康国家战略，在促进国民健康的基础上，也为"大健康"理念的出现和发展奠定了基础。

一、健康国家战略的提出

1948 年，世界卫生组织（WHO）提出健康是人类的一项基本权利。1977年，世界卫生大会提出"2000 年人人享有卫生保健"（health for all by the year 2000）的全球战略目标。1978 年，WHO 在《阿拉木图宣言》中明确指出，初级卫生保健是实现"2000 年人人享有卫生保健"目标的关键和基本途径[①]。1986年，WHO 在首届全球健康促进大会上通过了《渥太华宪章》[②]，该宪章首次完整地阐述了"健康促进"的概念、原则和未来的发展方向，并直接推动了健康国家、健康城市战略的提出以及在全球的广泛实践。1998 年，WHO 提出"21 世纪人人享有卫生保健"全球战略[③]，除了继续将卫生、基本健康和疾病等卫生系统绩效指标作为目标外，还将改造生存环境、促进健康的国家政策等卫生系统以外的部门和政府绩效指标纳入全球健康发展战略目标，突出强调改变影响健康的行为和社会决定因素，得到联合国的积极响应。2000 年，联合国千年首脑会议上通过了《联合国千年宣言》[④]，将消灭极端贫穷和饥饿、普及小学教育、促

① Habicht J. P.. *Health for All by the Year 2000*. Am J Public Health, 1981, 71(5): 459-461.
② World Health Organization. *The Ottawa Charter for Health Promotion*, 2016-06-11.
③ World Health Assembly. *Health for all in the 21st century*, 2016-06-11.
④ United Nations. *United Nations Millennium Declaration*, 2016-06-11.

进男女平等并赋予妇女权利、降低儿童死亡率、改善产妇保健、与 HIV/艾滋病、疟疾和其他疾病斗争、确保环境的可持续能力、全球合作促进发展等 8 项指标作为千年发展目标（millennium development goal，MDG），标志性地将卫生和健康置于全球议程的核心，促成了各国将健康上升为国家战略。2015 年，联合国可持续发展峰会上通过了《2030 年可持续发展议程》[1]，将"确保健康的人生、提升各年龄段所有人的福祉"列为可持续发展目标（sustainable development goal，SDG）之一。这是继 MDG 之后，联合国对世界各国保障人民健康福祉提出的新要求。

二、美国健康战略

作为全球最早实施健康战略的国家之一，20 世纪 80 年代以来，美国政府推出了以《健康公民》（*Healthy People*）系列计划和《国民身体活动计划》（*National Physical Activity Plan*，NPAP）为代表的国家健康战略。

（一）美国健康公民计划的实施历程

美国健康公民计划是一项可持续的健康促进计划，从 1980 年至今，美国卫生与公共服务部（HHS）共发布了四代健康公民计划（见表 1-1）。尤其是《健康公民 2020》计划的推出，提出通过身体活动建立良好的生活方式，代表着当今美国国家健康战略的最新动态。

1979 年 10 月，美国政府成立了美国卫生与公共服务部（HHS），专门负责保护国民身体健康，提供最基本的医疗卫生服务。1980 年 11 月，HHS 发布了美国首个健康公民计划，即《健康公民 1990：促进健康/预防疾病：国家目标》（简称《健康公民 1990》）。《健康公民 1990》确立了一些重要领域在 1990 年达到的目标，旨在通过健康预防行为，提升不同年龄人群的健康水平，提高生活质量。其突出特点是把身体活动纳入健康生活方式之中。1991 年，HHS 发布了《健康公民 2000：全面健康促进与疾病预防目标》（简称《健康公民 2000》），首次在计划实施中提出不是美国卫生与公共服务部（HHS）一家独揽，强调多方合作，共同分担责任，提出健康计划要增加健康生命年限、减少社会不利因素造成的

① United Nations. *Transforming our world: the 2030 Agenda for Sustainable Development*, 2016-06-11.

健康差异、让所有公民获得预防性的保健服务。与《健康公民1990》相比，《健康公民2000》增加了更多的主题领域和特定目标。2000年，美国政府发布了《健康公民2010：健康促进目标》（简称《健康公民2010》）。作为美国第四代健康公民计划，它是建立在前两代健康公民战略所取得成就的基础上，强调个人健康与群体健康的不可分割性，把健康指标首次引入健康计划，并把身体活动作为十大健康指标的首位。2010年，HHS发布了第四代健康公民计划——《健康公民2020：健康促进目标》（简称《健康公民2020》），其主要愿景是建立"一个让所有美国人健康、长寿的社会"，包含"实现高质量的生活方式、改善人群的健康行为、促进健康公平、建立全民健康物质环境"四大目标。

表1-1　四代美国健康公民计划比较[1]

项目	健康公民2020	健康公民2010	健康公民2000	健康公民1990
出台时间	2010年	2000年	1991年	1980年
总体目标	满足高质量的生活方式，疾病预防、降低死亡率；改善各年龄段健康行为；消除层次差异，实现健康公平；构建全民健康的社会物质环境	帮助各年龄段的公民提高生活质量，延长健康寿命；消除不同层次人群健康差异	增加健康生命年限；减少因种族、性别、年龄等不利因素造成的健康差异；加强公民预防性保健服务供给	通过健康预防行为，提高不同年龄段人群健康水平，提高生活质量
健康领域	42个健康领域	28个健康领域	22个健康领域	15个健康领域
健康目标	近600个健康促进目标	467个健康促进目标	319个健康促进目标	226个健康促进目标
健康指标	12个健康指标	10个健康指标	无	无
策略标准	4个基础卫生策略标准	无	无	无
领导部门	联邦机构工作组（FIW）、HHS	HHS	HHS	HHS
实施框架	MAP-IT	无	无	无
宣传方式	新闻发布、社区宣传、门户网站、社交网络等	新闻发布、社区宣传、门户网站	新闻发布、社区宣传	新闻发布、宣传手册

美国四代健康公民计划都把身体活动作为实现国家健康的重要途径，把健康教育作为促进健康的重要手段，强调运用健康教育和身体活动来矫正公民的行为，塑造良好的生活方式。美国健康公民计划的变化反应了美国社会健康问

---

[1] 彭国强，舒盛芳：《美国国家健康战略的特征及其对健康中国的启示》，载《体育科学》2016年第9期。

题重点的改变，同时也代表了国家健康战略重心的转移。整体上看，健康公民计划的总体目标变化趋势是从单纯的提高生活质量到建设加快环境和提倡健康行为，健康差距依旧是美国社会健康问题的主要矛盾。主题领域的扩大，一方面表明当今社会健康问题越来越复杂；另一方面要求国家战略能够紧跟时代的脚步，敏锐地捕捉到社会健康问题的变化。战略计划的实施越来越科学，跨部门合作、过程检测、整体框架实施等举措被应用到最新的《健康公民 2020》中。

（二）美国国民身体活动计划

在借鉴世界多个国家身体活动计划的基础上，2010 年，美国国民体力活动联盟（NPAP）制定了第一个《国民身体活动计划》，目的是通过合理的身体活动，让所有的美国人动起来。《国民身体活动计划》针对公共健康、教育、工商业、大众传媒、交通、土地等部门制订了实施计划，共包含 44 个实施策略，如创建高质量的身体活动项目、注重社区活动环境创造、加强公共设施身体活动监控等，具有内容全面、目标明确、实践性强等多个特征（见表 2-1）。《国民身体活动计划》在执行和评估方面有着具体的措施，包括：利用现代信息技术进行广泛的宣传，加强教育，使大众传媒从业者清楚他们对于身体活动宣传的作用；雇佣传媒公司专门负责计划的发布，加强身体活动计划品牌的宣传与建设，确保受众接受的深度与广度；成立全国身体活动促进联盟，并签订协议，作用在于执行计划内容、定期开展计划的执行会议、构建可量化的执行结果、筹集资金、对计划执行进行监督与修订；引导开展全国公益性营销活动，组织社会募捐，支持计划的管理与执行；每年向社会发布执行量化的结果和目标实施情况；定义政府政策的优先级，协调计划执行策略的有序进行。

表 1-2　美国《国民身体活动计划》的内容及实施策略[①]

部门	主要策略
公共健康	根据不同层次公民健康差异，配备专门知识的工作人员，保障不同人群身体活动开展；宣传身体活动的作用，提供经费资助；成立社会专门组织，使之成为身体活动促进的智囊和信息中心；加强不同部门的关系，促进身体活动开展；与相关政策契合，确保身体活动优先发展；依据政策和环境决定身体活动因素，加强身体活动监控力度

[①] Nation Physical Actibity Plan Alliance. *National physical activity plan*, 2013（6）.

部门	主要策略
教育	建构优质的身体活动教育内容，加强身体活动项目的文化、安全、健康等适宜性；促进多部门青少年身体活动促进的合作；设计不同地区教育策略，保障不同学校体育教育质量和身体活动项目的实施；创造上学前和放学后，学生从事身体活动的机会；确保幼儿（0~5岁）身体活动教育的便利性；鼓励大专院校相关学位考试中引入身体活动知识测试；引导各类院校向学生教授身体活动，采取活动课程、健身俱乐部等形式
健康保健	支持本地和各个机构的政策和项目，促进身体活动发展；把身体活动纳入生命体征指标，使其成为评测病人的方式之一；提供身体活动治疗和预防环境，制定新的医疗保险和医疗补助规程；身体活动与健康保健相结合，如加强最佳身体活动与健康探讨等；注重身体活动工作人员再教育，如将身体教育纳入资格考试；保障身体活动服务公平，如提升重疾病患者享受身体活动服务优先权
交通、土地与社区设计	把身体活动促进作为工程计划中的义务与责任，保障身体活动场所基础建设的便利性；对把身体活动开展作为重要内容的基础建设项目和社区提供激励措施，进行优先配置资源；通过引导交通运输和社区土地使用，制定相关标准，使决策向支持身体活动实施的方面发展；引导社区设计，提升社区身体活动环境建设，如制定"完整街道""安全道路""宜居社区"等
工商业	督促与帮助工商业管理人员参与身体活动，鼓励员工进行身体活动锻炼；总结和宣传工作场所身体活动开展的成功案例和模式；加强工作场所健康促进的评估；利用制定相关法规，保障工商业能够赞助身体活动的开展，维护企业员工参与身体活动的权力；鼓励工商业部门与其他部门合作，创建身体活动项目和机会
公共健康娱乐	利用各类体育组织和学校的设施，向国民开放，提高身体活动机会；为公共设施提供资金和资源；提升公共设施服务能力，打造环境制度干预下身体活动的量化开展；加强公共设施项目建设，为各类人群提供安全和实惠的活动服务；增加社会营销力度，使身体活动促进效果最大化；加强公共设施身体活动监控，兼顾服务人员的数量与质量

部门	主要策略
大众传媒	制订 5～10 年的身体活动计划；利用网络和媒体，加强部门一体化的机制建设；加强教育，使大众传媒从业者清楚对身体活动宣传的作用；加强身体活动计划品牌宣传，经常的传递身体活动交流信息；颁布法律，持续支持身体活动宣传；确保当地和州的身体活动计划以及利益相关者与国家相一致；利用网络技术、全球定位系统、电子竞技等方式对身体活动进行宣传；促使公共健康机构与相关部门形成伙伴关系，实现健康资源共享
非营利组织志愿者	定期召集利益相关者，讨论身体活动计划的合作与推广方式，督促计划快速发展；引导非营利组织和志愿者自身形成健康行为，不断进行积极锻炼；督促当地、州和国家政策制定者细化身体活动计划，并付诸实施

三、日本健康战略

第二次世界大战后至今，日本共实施了四次国民健康增进 10 年规划。第一次是 1978 年，实施内容包含：充实健康体检内容，完善市、町、村保健中心的设置，确保保健师、营养师等人力资源齐备。1988 年，第二次国民健康增进规划展开。厚生劳动省提出"活力 80 岁健康计划"口号，目标是即使到了 80 岁也能生活自理、能够参加社会活动。规划将运动习惯的普及作为重点实施项目。第三次规划自 2000 年起，日本厚生劳动省提出"面向 21 世纪的国民健康增进运动"，即"健康日本 21"。计划总目标是"减少壮年死亡、延长健康寿命、提高生活质量、实现全民身心健康、建立活力社会"。其间，为配合计划更好地贯彻实施，日本政府于 2002 年颁布了《健康促进法》，2006 年，又设立了医疗制度改革的相关法律。这些法律的制定，为国民健康增进规划提供了法律保障。第四次是"健康日本 21"第二期规划，2013 年起开始实施。这也是第四个 10 年规划。规划设定了 5 大领域 53 个目标项目，主要内容包括：健康寿命（指日常生活能自理期间）延伸及地区之间健康寿命差距缩小；生活方式病的预防及彻底预防重症化；维持、提高国民社会生活质量，包括心理健康、下一代健康、高龄者健康；守护健康的社会环境；改善营养与饮食、身体活动与运动等生活习惯和社会环境。通过四次国民健康增进 10 年规划，日本国民健康取得重大进展，世界卫生组织（WHO）在最新的报告 *World Health Report*（2016）中，从"医疗水平""接受医疗服务的难度""医药费负担公平性"等方面对世界各国的医疗体系进行了综合比较，日本再次蝉联第一。

日本"健康日本 21"具有四大特点：其一，针对伴随高龄化相关疾病的高发情况，特别是对护理人员需求的增加，提出相应的对策，强调延长"健康寿命"。其二，首次提出全民健康运动的理念，改变了以往强调个人健康的观念，以增进个人健康为目的的健康措施，提出国家、地方政府、社会团体和个人共同参与。其三，强调社会相关部门的相互协作，改善为实现"健康日本 21"计划所需的环境条件。其四，力图通过改变不良生活习惯、增进健康、预防疾病等一级预防对策，实现减少过早死亡和缩短需护理时期，提高生活质量的目的。

四、其他国家和地区国家健康战略

2004 年 1 月，欧盟健康委员会针对欧洲公共卫生发展所面临的挑战，提出了全社会参与、建立伙伴关系、公共卫生应该列入政府部门的政治议程、注重公共卫生的长期效益、着眼于居民健康而不是疾病、鼓励健康促进的新方法、面对全球化、行动本土化等十个方面的"健康欧洲"战略计划。2001 年 2 月，欧盟健康委员会根据欧洲地区妇女人群的健康状况与医疗卫生服务提供的实际情况，系统提出了"欧洲妇女健康 2020"战略计划。

英国国家健康战略的制定始终围绕着国家卫生服务体系（National Health Service，NHS）的改革与发展进行，在全民享受免费医疗服务、人口老龄化严重、健康不平等、健康服务实施主体转变的背景下，经历了国家健康建设的战略重点由主要依靠医疗与卫生保健到主要依靠公共卫生服务的转变。2000 年以来，英国通过开展一系列战略研究①，不断调整和完善卫生改革与发展的目标及实现途径。2010 年英国发布"健康生活，健康国民：英国的公共卫生战略"②，

---

① 朱坤，代涛，张黎黎等：《英国健康战略的特点及启示》，载《医学与哲学》2008 年第 29 卷第 21 期，第 9-11 页.

② Department of Health, UK. Healthy Lives, *Healthy People: our strategy for public health in England*, 2016-06-11.

开辟了公共卫生发展的新纪元，确立了英格兰公共卫生署（Public Health England，PHE）和地方政府部门在公共卫生工作方面的主体地位。2013年，PHE正式成立，发布《英国公共卫生成果框架2013—2016》[1]，提出促进和保护全国公众健康和福祉，最快地提高最贫困者健康的愿景，明确了提高健康寿命预期、缩小不同社区间预期寿命和预期健康寿命差异的公共卫生服务目标。

加拿大政府一直将实现和维持居民良好的健康状况，以及保证享有质量保证的卫生服务及可及性作为重点关注的目标之一。2001年4月，加拿大政府成立了加拿大未来健康委员会，并成立了以Roy J. Romanow博士为首的研究小组开展国家健康战略的研究。经过1年多的研究发现，加拿大卫生系统面临的最大的问题不是钱，也不是效率的问题，而是社会如何看待健康的问题，也就是加拿大社会的价值取向问题。因此，2002年，Roy J. Romanow博士向卫生部长提交了"构建价值"（Building on Value）的健康战略报告。"构建价值"健康战略报告基于《加拿大卫生法》的5个基本原则：公共管理、综合性、普遍性、可携带性和可及性，从社会价值取向的角度，对加拿大卫生事业发展的未来趋势进行了系统研究，从11个方面进行了阐述和预测，并提出了47项建议。其内容包括：① 可持续的医疗保健；② 卫生服务的可及性、确保质量；③ 资助卫生服务提供者；④ 发展初级卫生保健和预防；⑤ 关注农村和偏远地区；⑥ 家庭保健；⑦ 处方药；⑧ 信息、证据与理念；⑨ 健康、公民权利与联邦政府理念；⑩ 关注土著居民的健康；⑪ 健康与全球化。

新加坡政府为推动"健康国家"战略计划，特别成立了"健康促进委员会"，专门负责推动"健康国家"战略计划的相关工作，并以提升营养、体育锻炼、减轻压力及戒烟为四大使命，以改善居民生活质量、提高居民平均期望寿命、预防疾病及身心障碍，以及降低婴儿死亡率等措施来推动"健康国家"战略计划。同时，2000年以来，新加坡政府投入了大量资金在生物医药研究领域，促进生物医药产业成为新加坡的经济支柱之一。2010年之后，新加坡政府重点从基础生物医药研究转向临床转化研究，以实现其早期投资的经济价值。2016年1月，新加坡国立研究基金会发布《科研、创新与企业2020计划》（RIE2020）。计划中，未来五年新加坡政府将拨款190亿新元（约合912亿元人民币）支持

① Department of Health, UK. *Public Health Outcomes Framework 2013 to 2016*, 2016-06-11.

科研创新和企业活动。其中，在健康和生物医药科学方面拨发经费约 40 亿新元（约合 192 亿元人民币），占总经费的 21%，是计划涉及的八大领域中经费最多的。新加坡保健促进局推出了全国健步大挑战（National Steps Challenge），通过一个名叫 Healthy 365 的手机应用和计步器，覆盖主要学生人群，吸引新加坡民众锻炼身体，减少久坐和肥胖问题。他们的统计结果显示，该计划在三个月内吸引了超过 15 万参与者，其高参与度是世界罕见的。此外，2014 年新加坡保健促进局也推出了"食品战略"（Food Strategy），针对越来越严重的肥胖问题，为新加坡民众提供更多、更健康的食品选择。

芬兰在探索建立新型健康管理模式方面也取得了举世瞩目的成就。针对冠心病和其他心血管疾病死亡率较高的问题，芬兰于 1972 年正式启动北卡慢病防控项目，通过改善预防性服务，改变人群生活习惯、发挥基层社区卫生服务组织的预防功能、从源头上降低疾病危险因素，利用健康促进的理论和方法，结合实际，开展了大量的干预工作。整个项目（1972—1997 年）的实施以 5 年为一个时间段，每个时间段内都有明确的阶段工作重点，开始时项目主要针对心血管疾病，以后还扩展至其他非传染性疾病。项目实施 5 年后，北卡省居民的行为和风险因素就有了很大改变[①]。北卡项目经验逐步推广到芬兰全国，是芬兰成功实施国家健康战略的缩影。

五、小结

纵观国外健康国家战略的提出背景、主要内容及发展方向，具有几个共同的特点。其一，健康是经济繁荣的基础。健康也是提高全员劳动生产力、增加劳动力有效供给、节约社会公共支出的重要基础。在经济学上，健康对于提升经济实力、增强综合国力具有重大意义。其二，健康是促进社会公平正义的重要力量。健康国家战略，是基于全体国民的健康平等权而提出的，更多地关注的是健康弱势人群和地区，通过制度保障和法律法规来减少健康不平等，促进健康公平。其三，健康是社会进步的目标归宿。健康国家战略需要以人的健康为中心，结合各类社会因素，经济、社会、生态等各个方面的综合施策，把各

---

① 李想：《芬兰健康管理模式的启示》，载《现代职业安全》2008 年第 9 期。

级政府主导、将健康融入所有部门政策、全民健康覆盖作为战略的核心策略，加强与企业、社会团体、科学研究机构、国际组织等的合作，最大限度地动员金融机构、人力资源、产业主体等各个方面力量，实现医疗保障与健康服务一体化目标[①]。其四，公共卫生是健康国家战略中的核心内容。要更加突出公共卫生对全民健康的促进作用，将健康保护和卫生干预作为重要措施，降低健康风险，控制可预防疾病，改善生存环境，提高国民健康素质。其五，健康战略的实施要注重可持续和可操作性。要更加注重战略规划制定和实施的科学性、严谨性，包括战略规划制定过程中的论证评估，措施、经费、立法等保障配套，实施过程的监督管理，实施效果的科学评估与考核，战略规划的可持续性等。

---

① 施小明：《全球国家健康战略概况及对建设健康中国的启示》，载《中华预防医学杂志》2016 年第 8 期。

第二章 健康中国 2030 战略概述

为了顺应健康国家战略的世界趋势，我国提出了以人民健康为中心，以"共建共享、全民健康"为主题的健康中国 2030 战略。其中，共建共享是建设健康中国的基本路径，全民健康是健康中国的根本目的。健康中国 2030 战略的提出，对当前和今后一个时期更好地保障人民健康做出了制度性安排，意味着我国政府对健康问题的重视上升到了前所未有的高度。

一、提出历程

早在第二次国内革命战争时期，中国共产党就把组织军民开展群众卫生运动，搞好卫生防病工作，当作关系革命成败的一件大事来抓。随后，轰轰烈烈的爱国卫生运动席卷大江南北，为改善我国人口健康、延长人口寿命做出了巨大贡献，同时开拓了中国特色的健康发展道路，让中国在全球健康发展中格外耀眼。同时，早在 1950 年 8 月，第一次全国卫生工作会议召开，确定了面向工农兵、预防为主、团结中西医的卫生工作方针。中国内地逐步建立起由公费医疗、劳保医疗、合作医疗组成的政府主导的低水平福利性医疗保障制度。1951 年 2 月，原政务院公布了中华人民共和国劳动保险条例，标志着以企业职工福利基金为支撑的劳保医疗制度的建立。在 1966 年到 1979 年这一阶段，城市医疗保障制度基本上没有大的改动，只是在控制医疗费用的使用上，采取了一些限制性的管理手段，如对转诊手续的规定、对报销药品的限制等。1979 年，卫生部门以党的十一届三中全会提出的全党工作重点转移到现代化建设上来的指导思想为契机，开始加强对卫生事业的管理。

1985 年 1 月召开的全国卫生局厅长会议，贯彻中共十二届三中全会关于经济体制改革的决定精神，部署全面开展城市卫生改革工作。同年 4 月，国务院批转了国家卫生部起草的关于卫生工作改革若干政策问题的报告，确立了放宽政策，简政放权，多方集资，开阔发展卫生事业路子的医疗卫生决策指导原则。1997 年 1 月，作为医疗卫生决策的中枢中共中央出台关于卫生改革与发展的决定，明确提出了在医疗领域要改革城镇职工医疗保险制度、改革卫生管理体制、积极发展社区卫生服务、改革卫生机构运行机制等决策思路，并强调要重视医疗保障、医疗卫生服务和药品流通三大体制统筹协调的必要性。2006 年 9 月，国务院成立了由十一个部委组成的医改协调小组着手制定新医改政策，由国家发改委主任和卫生部部长共同出任组长。这一时期，通过探索民主决策途径来提高决策质量是医疗卫生决策的新亮点。

2008 年，为积极应对我国主要健康问题和挑战，推动卫生事业全面协调可持续发展，在科学总结中华人民共和国成立 60 年来我国卫生改革发展历史经验的基础上，国家卫生部启动了《"健康中国 2020"战略研究》工作。该研究历时 3 年多，系统深入研究了对推动卫生改革发展和改善人民健康具有战略性、全局性、前瞻性的重大问题，取得了一批富有理论创见和实践价值的研究成果。2009 年 3 月，按照党的十七大精神，我国出台《中共中央国务院关于深化医药卫生体制改革的意见》（中发〔2009〕6 号），提出了"四项体系""五项重点"和"八项机制"，建立健全覆盖城乡居民的基本医疗卫生制度，为群众提供安全、有效、方便、价廉的医疗卫生服务。2012 年 3 月，国务院印发《"十二五"期间深化医药卫生体制改革规划暨实施方案》（国发〔2012〕11 号），明确了 2012—2015 年医药卫生体制改革的阶段目标、改革重点和主要任务。2012 年 11 月召开的党的十八大，明确了要重点推进医疗保障、医疗服务、公共卫生、药品供应、监管体制综合改革，健全全民医保体系，巩固基本药物制度，深化公立医院改革，鼓励社会办医，扶持中医药和民族医药事业发展。2013 年 9 月，为继续贯彻落实《中共中央国务院关于深化医药卫生体制改革的意见》（中发〔2009〕6 号），国务院出台了《关于促进健康服务业发展的若干意见》（国发〔2013〕40 号），明确了到 2020 年，要基本建立覆盖全生命周期、内涵丰富、结构合理的健康服务业体系，打造一批知名品牌和良性循环的健康服务产业集群，并形成一定的国际竞争力，基本满足广大人民群众的健康服务需求。随后，国务院办公厅印发《关于促进社会办医加快发展若干政策措施的通知》（国办发〔2015〕45 号）和《关于促进医药产业健康发展的指导意见》，明确要提出促进社会办医成规模、上水平发展，加快形成公立医院与社会办医相互促进、共同发展格局。提出要推动医药产业智能化、服务化、生态化，实现产业中高速发展和向中高端转型，不断满足人民群众多层次、多样化的健康需求。

2015年，李克强总理在政府工作报告中指出："健康是群众的基本需求，要不断提高医疗卫生水平，打造健康中国。"之后，2015年10月召开的党的十八届五中全会提出"推进健康中国建设"的新目标，对更好地满足人民群众的健康新期盼做出制度性安排，其实质是将健康中国上升为党和国家的战略。

2016年8月19日召开的21世纪以来我国第一次卫生与健康大会，提出要把人民健康放在优先发展的战略地位，以普及健康生活、优化健康服务、完善健康保障、建设健康环境、发展健康产业为重点，加快推进健康中国建设，努力全方位、全周期保障人民健康，为实现"两个一百年"奋斗目标、实现中华民族伟大复兴的中国梦打下坚实的健康基础。2016年10月25日，中共中央、国务院发布了中华人民共和国成立以来首个在国家层面提出的健康领域中长期战略规划——《"健康中国2030"规划纲要》，明确了今后15年健康中国建设的总体战略，提出普及健康生活、优化健康服务、完善健康保障、建设健康环境、发展健康产业等五个方面的战略任务。

近年来出台的与"健康中国"相关的政策见表2-1。

表2-1　近年来出台的与"健康中国"相关的政策

年份	事项	要点
2008	健康中国2020战略研究	提出了"健康中国"这一重大战略思想，为把提高人均预期寿命纳入"十二五"国民经济和社会发展主要目标体系提供了重要依据，为实现卫生事业发展和国民健康水平提高提供了重要抓手。研究提出了21项行动计划作为今后一个时期卫生工作的重点任务
2009	关于深化医药卫生体制改革的意见	提出"四项体系""五项重点"和"八项机制"，建立健全覆盖城乡居民的基本医疗卫生制度，为群众提供安全、有效、方便、价廉的医疗卫生服务
2012	"十二五"期间深化医药卫生体制改革规划暨实施方案	明确了2012—2015年医药卫生体制改革的阶段目标、改革重点和主要任务

年份	事项	要点
2012	党的十八大报告	提出 2020 年全面建成小康社会的目标,重点推进医疗保障、医疗服务、公共卫生、药品供应、监管体制综合改革,健全全民医保体系,巩固基本药物制度,深化公立医院改革,鼓励社会办医,扶持中医药和民族医药事业发展
2013	关于促进健康服务业发展的若干意见	明确了加速健康产业发展的具体措施
2015	政府工作报告	明确了健康是群众的基本需求,要不断提高医疗卫生水平,打造健康中国
2015	十八届五中全会	提出"推进健康中国建设"的新目标,将"健康中国"上升为国家战略
2015	中医药健康服务发展规划	对当前和今后一个时期,我国中医药健康服务发展进行全面部署
2015	关于促进社会办医加快发展若干政策措施的通知	提出促进社会办医成规模、上水平发展,加快形成公立医院与社会办医相互促进、共同发展格局
2016	国务院办公厅关于促进医药产业健康发展的指导意见	提出要推动医药产业智能化、服务化、生态化,实现产业中高速发展和向中高端转型,不断满足人民群众多层次、多样化的健康需求
2016	全国卫生与健康大会	明确了卫生与健康工作在党和国家事业全局中的重要位置,深刻阐述了推进健康中国建设的重大意义、指导思想和决策部署,提出了保障人民健康的迫切任务和历史使命
2016	健康中国 2030 战略规划纲要	是中华人民共和国成立以来首个在国家层面提出的健康领域中长期战略规划。明确了今后 15 年健康中国建设的总体战略,提出普及健康生活、优化健康服务、完善健康保障、建设健康环境、发展健康产业等五个方面的战略任务

二、战略意义

"健康中国"战略是一项旨在全面提高全民健康水平的国家战略,是在准确判断世界和中国卫生改革发展大势的基础上,在深化医药卫生体制改革实践中形成的一项需求牵引型的国民健康发展战略。健康中国既是经济社会发展的根本目的和重要目标，也是我国卫生改革和发展的行动纲领，更是我国经济和社会发展的战略选择。

（一）健康是经济社会发展的根本目的和重要目标

党中央和国务院高度重视国民健康和医疗卫生事业的改革发展。党的十七大报告指出："健康是人全面发展的基础。"党的十八大报告强调："健康是促进人的全面发展的必然要求。"习近平总书记指出："人民身体健康是全面小康社会的重要基础，要始终把广大人民群众健康安全摆在首要位置。"同时，强调没有全民健康就没有全面小康，以全民健康来促进全面小康是实现中国梦的重要支撑。李克强总理指出：健康是生命的基础、幸福的基础，也是生产力的基础，维护人民健康是党和政府义不容辞的职责。追求健康不仅是人类发展的核心目标，也是人民的共同愿望。改善民生、促进健康既是经济社会发展的根本目的，也是推动全面小康的核心目标，更是实现中华民族伟大复兴中国梦的重要支撑。

（二）健康中国是我国经济和社会发展的战略选择

健康中国是由中国特色社会主义基本国情和发展阶段所决定的，是中华民族伟大复兴、实现中国梦的重要特征和重要支撑。健康中国突出了以人为本，以健康为中心，实现国民健康与经济社会协调发展的目标，倡导生态绿色、环境友好、健康促进的经济增长方式和社会发展模式。它既符合国际发展趋势，又体现了我国城乡居民内在要求和长远的健康权益，具有全局性、长期性和战略性意义，对政治稳定、经济可持续发展和国家长治久安具有重大战略意义。

健康中国是实现全民健康和全民小康的重大战略选择，是更高层次的经济社会发展目标，它针对影响健康的经济社会决定因素，注入人类赖以生存的环境和生活方式，以公共政策为落脚点，以重大行动计划为切入点，从国家战略层面，对当前和未来一个时期国民健康面临的重大问题，提供统筹的解决方案，既规范和引导卫生改革发展具体政策的制定和实施，又为相关领域的政策协调提供依据，具有高层次、长时效、广范围的特点。

健康中国是我国经济发展方式转变的新的经济增长点。它突出创新、协调、绿色、开放、共享发展理念。随着经济转型、人口老龄化和新型城镇化的不断深入，城乡消费结构出现重大转变，医疗保健、健康保险、药品器械、养老养生、智慧医疗等行业兴起，消费明显增长，涉及环境保护、绿色发展、食品安全等与健康相关领域的市场迅速发展。健康服务业已成为全球最大的新兴产业，也是发达国家重要的经济增长点。

（三）健康中国是我国医疗卫生改革发展的行动纲领

健康中国是我国卫生改革发展的总目标，对深化医疗卫生改革发展具有引领方向、更新理念、明确目标、统筹推进的作用。推动健康中国建设，强调以人为本，以人的健康为中心，把推动健康中国建设纳入经济社会发展总体规划，与经济社会发展相适应和相协调。当前，我国医疗改革正步入深水区，卫生事业区域发展不平衡，无效供给过剩和有效需求不足同时存在，改革难度明显加大。推动健康中国建设新目标的提出，有利于进一步凝聚攻坚克难的信心和决心，推动解决制约事业发展和国民健康改善的全局性、根本性和长期性问题。

健康中国建设是对深化医改提出的新要求。党的十八届五中全会明确了五大发展理念，深化医改就是要围绕健康中国总目标，实行医疗、医保、医药"三医联动"，推进医药分开，实行分级诊疗，建立覆盖城乡基本医疗卫生制度和现代医院管理制度。加快卫生事业发展，鼓励社会力量兴办加快服务业，满足多层次医疗卫生服务需求，构建和谐医患关系。

三、主要内容

"健康中国2030"战略是以科学发展观为指导，以全面维护和增进人民健康，提高健康公平，实现社会经济与人民健康协调发展为目标，以公共政策为落脚点，以重大专项、重大工程为切入点的国家战略。

"健康中国2030"战略坚持目标导向和问题导向，突出了战略性、系统性、指导性、操作性，具有鲜明的时代特征。一是突出大健康的发展理念。确立了"以促进健康为中心"的"大健康观""大卫生观"，提出将这一理念融入公共政策制定实施的全过程，统筹应对广泛的健康影响因素，全方位、全生命周期维护人民群众健康。二是着眼长远与立足当前相结合。围绕全面建成小康社会、实现"两个一百年"奋斗目标的国家战略，充分考虑与经济社会发展各阶段目标相衔接，与联合国"2030可持续发展议程"要求相衔接。三是目标明确可操作。围绕总体健康水平、健康影响因素、健康服务与健康保障、健康产业、促进健康的制度体系等方面设置了若干主要量化指标，使目标任务具体化，工作过程可操作、可衡量、可考核。

"健康中国2030"战略坚持以人民为中心，明确了"共建共享、全民健康"两大战略主题。共建共享是建设健康中国的基本路径，从供给侧和需求侧两端发力，统筹社会、行业和个人三个层面，形成维护和促进健康的强大合力。促进全社会广泛参与，强化跨部门协作，形成多层次、多元化的社会共治格局。推动健康服务供给侧结构性改革，优化要素配置和服务供给，补齐发展短板，推动健康产业转型升级，满足人民群众不断增长的健康需求。强化个人健康责任，提高全民健康素养，形成热爱健康、追求健康、促进健康的社会氛围。全民健康是建设健康中国的根本目的，立足全人群和全生命周期两个着力点，提供公平可及、系统连续的健康服务，实现更高水平的全民健康。要惠及全人群，不断完善制度、扩展服务、提高质量，使全体人民享有所需要的、有质量的、可负担的预防、治疗、康复、健康促进等健康服务，突出解决好妇女儿童、老年人、残疾人、低收入人群等重点人群的健康问题。要覆盖全生命周期，针对生命不同阶段的主要健康问题及主要影响因素，确定若干优先领域，强化干预，实现从胎儿到生命终点的全程健康服务和健康保障，全面维护人民健康。

"健康中国2030"战略按照从内部到外部、从主体到环境的顺序，依次针对个人生活与行为方式、医疗卫生服务与保障、生产与生活环境等健康影响因素，提出普及健康生活、优化健康服务、完善健康保障、建设健康环境、发展健康产业等五个方面的战略任务（见图2-1）。一是普及健康生活。从健康促进的源头入手，强调个人健康责任，通过加强健康教育，提高全民健康素养，广泛开展全民健身运动，塑造自主自律的健康行为，引导群众形成合理膳食、适量运动、戒烟限酒、心理平衡的健康生活方式。二是优化健康服务。以妇女儿童、老年人、贫困人口、残疾人等人群为重点，从疾病的预防和治疗两个层面采取措施，强化覆盖全民的公共卫生服务，加大慢性病和重大传染病防控力度，实施健康扶贫工程，创新医疗卫生服务供给模式，发挥中医治未病的独特优势，为群众提供更优质的健康服务。三是完善健康保障。通过健全全民医疗保障体系，深化公立医院、药品、医疗器械流通体制改革，降低虚高价格，切实减轻群众看病负担，改善就医感受。加强各类医保制度整合衔接，改进医保管理服务体系，实现保障能力长期可持续。四是建设健康环境。针对影响健康的环境问题，开展大气、水、土壤等污染防治，加强食品药品安全监管，强化安全生产和职业病防治，促进道路交通安全，深入开展爱国卫生运动，建设健康城市和健康村镇，提高突发事件应急能力，最大限度地减少外界因素对健康的影响。五是发展健康产业。区分基本和非基本，优化多元办医格局，推动非公立医疗机构向高水平、规模化方向发展。加强供给侧结构性改革，支持发展健康医疗旅游等健康服务新业态，积极发展健身休闲运动产业，提升医药产业发展水平，不断满足群众日益增长的多层次多样化健康需求。

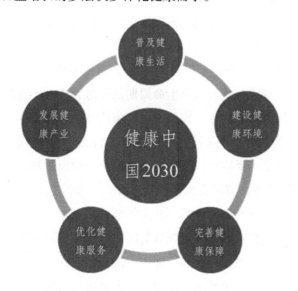

图 2-1　健康中国 2030 战略的五大任务

"健康中国 2030"战略从体制机制改革、人力资源建设、医学科技创新、信息化服务、法治建设和国际交流六个方面，提出保障战略任务实施的政策措施。一是深化体制机制改革。加强各部门各行业的沟通协作，把健康融入所有政策，形成促进健康的合力。全面深化医药卫生体制改革，加快建立更加成熟稳定的基本医疗卫生制度，建立现代公立医院管理制度，清晰划分中央和地方以及地方各级政府医药卫生管理事权，实施属地化和全行业管理。健全政府健康领域相关投入机制，调整优化财政支出结构，加大健康领域投入力度，科学合理界定中央政府和地方政府支出责任，履行政府保障基本健康服务需求的责任。进一步推进健康相关领域简政放权、放管结合、优化服务。继续深化药品、医疗机构等审批改革，规范医疗机构设置审批行为。二是加强健康人力资源建设。加强健康人才培养培训，强化医教协同，建立完善医学人才培养供需平衡机制。创新人才使用评价激励机制，落实医疗卫生机构用人自主权，全面推行聘用制，形成能进能出的灵活用人机制，健全符合全科医生岗位特点的人才评价机制。三是推动健康科技创新。加强国家临床医学研究中心和协同创新网络建设，加强资源整合和数据交汇，实施中国医学科学院医学与健康科技创新工程。加快生物医药和大健康产业基地建设，建立更好的医学创新激励机制和以应用为导向的成果评价机制，构建国家医学科技创新体系。启动实施重大科技项目和重大工程，推进国家科技重大专项、国家重点研发计划重点专项等科技计划，推进医学科技进步。四是建设健康信息化服务体系。全面建成统一权威、互联互通的人口健康信息平台，规范和推动"互联网+健康医疗"服务，创新互联网健康医疗服务模式，持续推进覆盖全生命周期的预防、治疗、康复和自主健康管理一体化的国民健康信息服务，完善人口健康信息服务体系建设。加强健康医疗大数据应用体系建设，推进基于区域人口健康信息平台的医疗健康大数据开放共享、深度挖掘和广泛应用。五是加强健康法治建设。推动颁布并实施基本医疗卫生法、中医药法，修订实施药品管理法，完善部门规章和地方政府规章，健全健康领域标准规范和指南体系。六是加强国际交流合作。实施中国全球卫生战略，全方位积极推进人口健康领域的国际合作。促进我国和"一带一路"沿线国家卫生合作，加强南南合作，加强中医药国际交流与合作，将卫生纳入大国外交议程，积极参与全球卫生治理，提升健康领域国际影响力和制度性话语权。

第三章　发展大健康产业意义重大

发展健康产业，是健康中国 2030 战略提出的重大战略任务之一，提出要区分基本和非基本，优化多元办医格局，推动非公立医疗机构向高水平、规模化方向发展。加强供给侧结构性改革，支持发展健康医疗旅游等健康服务新业态，积极发展健身休闲运动产业，提升医药产业发展水平，不断满足群众日益增长的多层次多样化健康需求。发展大健康产业，既是顺应健康中国 2030 战略的客观要求，满足全面健康需求的有效手段，也是顺应新兴产业发展方向、保持经济较快发展的重要动力和必然要求。

一、发展大健康产业是顺应健康中国战略的客观要求

2016 年 3 月公布的我国"十三五"规划纲要，将健康中国上升为国家战略，对推进健康中国建设提出了具体要求，明确了健康中国战略的目标和清晰路线图，对当前和今后一个时期更好保障人民健康做出了制度性安排，意味着我国政府对健康问题的重视上升到了前所未有的高度。2016 年 8 月 26 日，中共中央政治局审议通过的"健康中国 2030"规划纲要，是我国今后 15 年推进健康中国建设的行动纲领，并从国家战略高度，提出普及健康生活、优化健康服务、完善健康保障、建设健康环境、发展健康产业五大战略任务。树立"大健康"理念，深化改革，强化保障，推动医疗、医保、医药三医联动，健康事业与健康产业有机衔接，全民健身和全民健康深度融合，引导和支持健康产业加快发展，全方位、全周期保障人民健康，为实现"两个一百年"奋斗目标、实现中华民族伟大复兴的中国梦打下坚实健康基础，成为"健康中国 2030"战略的重点和方向，也是我国积极参与全球健康治理、履行我国对联合国"2030 可持续发展议程"承诺的重要举措。突出发展包含健康制造、健康管理和健康服务在内的大健康产业，不断推进产业融合、强化产业实力、增强辐射能力、提高创新水平、

塑造健康品牌,为实现健康中国2030战略提出的各项目标奠定坚实的产业基础。

【专栏 3-1】健康中国 2030 中关于发展健康产业的政策要点

优化多元办医格局:进一步优化政策环境,优先支持社会力量举办非营利性医疗机构,推进和实现非营利性民营医院与公立医院同等待遇。逐步扩大外资兴办医疗机构的范围。加大政府购买服务的力度,支持保险业投资、设立医疗机构,推动非公立医疗机构向高水平、规模化方向发展,鼓励发展专业性医院管理集团。

发展健康服务新业态:积极促进健康与养老、旅游、互联网、健身休闲、食品融合,催生健康新产业、新业态、新模式。发展基于互联网的健康服务,鼓励发展健康体检、咨询等健康服务,培育一批有特色的健康管理服务产业,探索推进可穿戴设备、智能健康电子产品和健康医疗移动应用服务等发展。培育健康文化产业和体育医疗康复产业。制定健康医疗旅游行业标准、规范,打造具有国际竞争力的健康医疗旅游目的地。大力发展中医药健康旅游,打造一批知名品牌和良性循环的健康服务产业集群。支持发展第三方医疗服务评价、健康管理服务评价,以及健康市场调查和咨询服务。鼓励社会力量提供食品药品检测服务。完善科技中介体系,大力发展专业化、市场化医药科技成果转化服务。

积极发展健身休闲运动产业:引导社会力量参与健身休闲设施建设运营。推动体育项目协会改革和体育场馆资源所有权、经营权分离改革,加快开放体育资源,创新健身休闲运动项目推广普及方式,进一步健全政府购买体育公共服务的体制机制,打造健身休闲综合服务体。鼓励发展多种形式的体育健身俱乐部,丰富业余体育赛事,积极培育冰雪、山地、水上、汽摩、航空、极限、马术等具有消费引领特征的时尚休闲运动项目,打造具有区域特色的健身休闲示范区、健身休闲产业带。

促进医药产业发展:加强医药技术创新。完善政产学研用协同创新体系,推动医药创新和转型升级。加强专利药、中药新药、新型制剂、高端医疗器械等创新能力建设,推动治疗重大疾病的专利到期药物实现仿制上市。大力发展生物药、化学药新品种、优质中药、高性能医疗器械、新型辅料包材和制药设备,推动重大药物产业化。加快发展康复辅助器具产业,提升产业发展水平。发展专业医药园区,支持组建产业联盟或联合体,构建创新驱动、绿色低碳、智能高效的先进制造体系，提高产业集中度，增强中高端产品供给能力。大力发展医疗健康服务贸易，推动医药企业走出去和国际产业合作，提高国际竞争力。

二、发展大健康产业是满足全民健康需求的有效手段

作为全球最大的产业之一，健康产业已逐步成为全球经济发展的新引擎，健康支出总额占 GDP 比重持续上升，追求健康环境、体验健康产品、注重健康生活等各类健康需求显著增大。一方面，从我国实际来看，2015 年 60 岁及以上人口达到 2.22 亿，占总人口的 16.15%。预计到 2020 年，老年人口达到 2.48 亿，老龄化水平达到 17.2%，其中 80 岁以上老年人口将达到 3067 万人；2025 年，60 岁以上人口将达到 3 亿，成为超老年型国家。（见图 3-1）从全世界范围看，

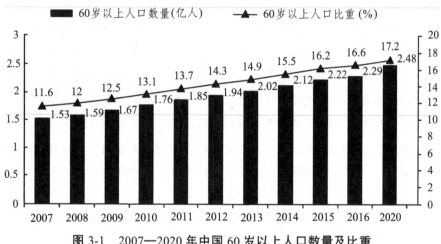

图 3-1   2007—2020 年中国 60 岁以上人口数量及比重

发达国家老龄化进程长达几十年至 100 多年，如法国用了 115 年，瑞士用了 85 年，英国用了 80 年，美国用了 60 年，而我国只用了 18 年（1981—1999 年）就进入老龄化社会，而且老龄化的速度还在加快。与之同时，全国 70% 左右的人群不同程度地存在着亚健康问题。此外，随着人们生活水平的不断提高，对安全治疗、健康咨询、康复理疗、网络医疗、养生康体、保健预防等的需求将显著增大。从全面检测、分析、评估、预测、预防和维护角度出发的健康产业，将成为提高人们体质和生活质量，满足健康需求，更好解决未来社会发展过程中地方政府经济支出压力的有效手段。另一方面，从全球健康产业需求增长趋势看，健康产业总量需求和人均需求均呈现较高增长态势。据预测，到 2020 年

健康产业全球总产值将达到 14 万亿美元，年均增长 7%以上，高于 GWP（世界国内生产总值）增速。因此，发展大健康产业，完善产业链条，用市场化的手段，针对特需医疗，发展非基本健康产业服务，用市场机制配置优质医疗资源，是满足全面健康需求、促进医疗卫生资源均衡化配置的有效手段。

三、发展大健康产业是保持经济较快发展的重要动力

近几年来，特别是 2012 年以来，受国际经济形势总体复苏较慢、我国经济三期叠加的压力以及结构性调整等因素的影响，我国经济进入了以"中高速、优结构、新动力、多挑战"为特征的经济新常态。在这一背景下，宏观经济由高速增长向中高速增长转变，资源能源及相关传统产业、进出口贸易、房地产等行业领域"挤水分"、去泡沫，增速快速下降，企业融资成本居高不下，财政金融风险加大。同时，新兴产业尚未形成足以替代传统产业的新增长点，难以支撑新的发展要求，"青黄不接"现象在一定时期、较大范围内普遍存在，全国各省市都面临着较大的经济下行压力。因此，顺应全球大健康产业发展趋势，以全方位、全周期保障人民健康为目标，厚植发展优势，加速动力转换，促进融合发展，推动包括健康制造业、健康管理、健康服务业向价值链高端转移，已成为保持以生物医药和医疗器械为核心的健康制造业旺盛生命力和较快发展的核心路径，成为持续推进以医疗服务、养老服务、保健服务等为主的健康服务业快速发展的核心路径，也是持续改善产业结构、助力健康中国战略，保持我国经济持续较快发展的重要动力。

改革开放以来我国 GDP 增速见图 3-2。

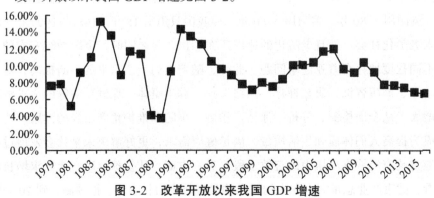

图 3-2　改革开放以来我国 GDP 增速

四、发展大健康产业是顺应新兴产业方向的必然要求

战略性新兴产业，是在经济发展的特定阶段，以科技重大突破为前提，以新兴技术和新兴产业深度融合为基础，能够引领社会新需求，带动产业结构调整和经济发展方式转变，并能在一段时期内成长为对区域综合实力和社会进步具有重大影响力的主导产业、先导产业或支柱产业的行业和部门。在我国，以2010年9月出台的《国务院关于加快培育和发展战略性新兴产业的决定》（国发〔2010〕32号）为标志，战略性新兴产业发展正式上升为国家战略。随后，《"十二五"国家战略性新兴产业发展规划》、《战略性新兴产业分类（2012）》（试行）、《中国制造2025》等进一步明确了我国战略性新兴产业的分类、发展重点及发展政策。当前，国家层面正在全力推动战略性新兴产业发展，尤其是在产业基础好、产业结构调整深入的地区，战略性新兴产业的发展速度进一步加快，发展方向趋于高端化、智能化、集约化，对地方经济的拉动作用尤为明显。从全国范围看，京津冀地区、长三角地区和珠三角地区三大区域的战新企业、高技术人才、发展要素和扶持政策均较为集中，已成为全国战略性新兴产业发展集聚区域和要素增长极。

在我国确定的七大战略性新兴产业中（见图3-3），生物产业包括生物医药、生物医学工程、生物农业和生物制造四大板块（见图3-4）。其中，大健康产业

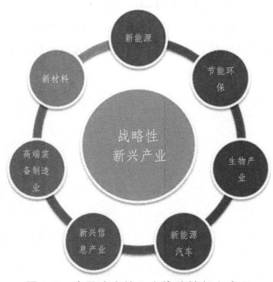

图3-3 我国确定的七大战略性新兴产业

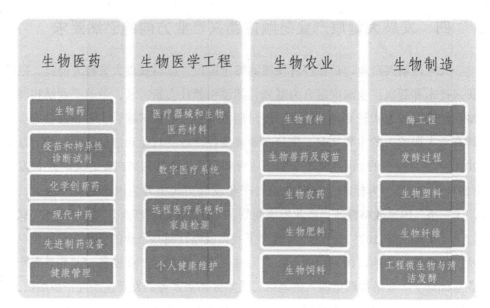

图 3-4 生物产业的四大板块及细分产业方向

中涵盖的营养食品、医药产品、保健用品、医疗器械、休闲健身、健康管理、健康咨询、医疗旅游、清洁能源等多个与人类健康紧密相关的生产和服务领域，是辐射和带动产业广、吸纳就业人数多、拉动消费作用大的复合型产业和新兴产业。同时，随着新技术革命的浪潮已经由 IT 技术转向健康产业，作为近年来崛起的新兴产业和全球增长前景最好的产业之一，大健康产业已成为引领世界经济发展新的增长点。因此，发展大健康产业，既是加快产业转型升级步伐的基本要求，也是完善高质量、多层次、宽领域有效供给体系的客观要求，更是深化供给侧结构性改革的必然要求。

第二篇 相关概念及理论综述

大健康是一个广义的综合概念，是传统健康理念的延伸和拓展。对大健康产业的研究，首先要科学认识从健康到健康产业再到大健康产业的发展轨迹，以产业组织理论、产业结构理论和产业布局理论等产业经济学理论作为大健康产业研究的基本遵循，以国内外学者关于健康及健康产业、大健康及大健康产业的相关理论研究成果为重要借鉴。

第四章　大健康产业的概念内涵

大健康产业是经济发展和社会进步到一定阶段的产物。大健康产业的概念经历了由健康到健康产业再到大健康产业三个阶段。

一、对健康的认知

对于健康内涵的理解，传统上认为是指没有生理上的缺陷和疾病。《辞海》中关于健康的定义是："人体器官及组织发育正常、功能健全，拥有健壮的体格和充沛的精神，具有良好的劳动效能的状态，可以将其称之为健康，一般可以借助人体检查以及相应指标评价人体健康状况是否良好。"这一提法较"无病即健康"有了较大进步，但仍然是把人作为生物有机体对待，只注重人的生物属性，没有虑及思想、精神及社会的健康。

1948年，世界卫生组织（WHO）成立，在宪章中对健康的概念进行了解读：健康不仅仅是身体上没有疾病和不虚弱状态，同时也是身体上、心理上和社会上的一种理想状态；健康不仅指没有疾病，而是包括生理健康、心理健康和社会良好适应状态。1987年，在《简明不列颠百科全书》中，对健康的定义是："健康，是使个体能长时期地适应环境的身体、情绪、精神及社交方面的能力"，而"疾病，是以产生症状或体征的异常生理或心理状态"，是"人体在致病因素的影响下，器官组织的形态，功能偏离正常标准的状态"。"健康可用可测量的数值（如身高、体重、体温、脉搏、血压、视力等）来衡量，但其标准很难掌握。"这一概念虽然在定义中提到心理因素，但在测量和疾病分类方面没有具体内容。可以说，这是从生物医学模式向生物、心理、社会医学模式过渡过程中的产物。

1989年，世界卫生组织（WHO）进一步加入了道德健康的要求，认为健康是指生理健康、心理健康、社会适应良好和道德健康等几个层面的综合，并提出了健康的十条标准。按照世界卫生组织的定义，健康是指一个人在身体、精神和社会等方面都处于良好的状态。健康包括两个方面的内容：一是主要脏器无疾病，身体形态发育良好，体形均匀，人体各系统具有良好的生理功能，有较强的身体活动能力和劳动能力，这是对健康最基本的要求；二是对疾病的抵抗能力较强，能够适应环境变化、各种生理刺激以及致病因素对身体的作用。传统的健康观是"无病即健康"，现代人的健康观是整体健康，世界卫生组织提出"健康不仅是躯体没有疾病，还要具备心理健康、社会适应良好和有道德"。因此，现代人的健康内容包括：躯体健康、心理健康、心灵健康、社会健康、智力健康、道德健康、环境健康等。关于健康的有关定义见表4-1。

WHO 提出的健康十条标准

➢ 有充沛的精力，能从容不迫地担负日常生活和繁重的工作，而且不感到紧张疲劳。

➢ 处事乐观，态度积极，乐于承担责任。

➢ 善于休息，睡眠好。

➢ 应变能力强，能适应外界环境各种变化。

➢ 能够抵抗一般性感冒和传染病。

➢ 体重适当，身体匀称，站立时头、肩、臂位置协调。

➢ 眼睛明亮，反应敏捷，无眼疾。

➢ 牙齿清洁，无龋齿，不疼痛，牙龈颜色正常，无出血现象。

➢ 头发光泽无头屑。

➢ 肌肉丰满，皮肤有弹性。

表 4-1　关于健康的有关定义

序号	出处	含义
1	辞海	人体各器官系统发育良好、功能正常、体质健壮、精力充沛并具有良好劳动健康食物效能的状态。通常用人体测量、体格检查和各种生理指标来衡量
2	简明不列颠百科全书	使个体能长时期地适应环境的身体、情绪、精神及社交方面的能力
3	世界卫生组织	健康乃是一种在身体上，心理上和社会上的完满状态，而不仅仅是没有疾病和虚弱的状态

进入 21 世纪后，世界卫生组织（WHO）又继续推出了健康公式：

健康=15%遗传+10%社会因素+8%医疗+7%环境因素+60%生活方式

WHO 提出的健康影响因素见图 4-1。

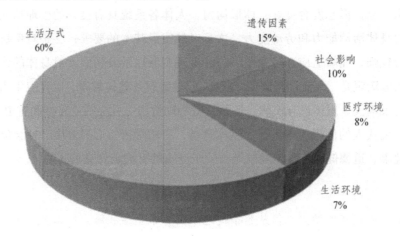

图 4-1　WTO 提出的健康影响因素

二、健康产业的划分与特性

对于健康产业的界定和分类，主要有三种角度，即按照三次产业划分、按照健康产业链划分、从健康消费需求和服务提供模式划分。一般来说，狭义的健康产业是指与居民身体健康有关的，与医药产销及医疗服务直接相关的产业活动，主要包括医药、医疗器械、保健食品、体育健身用品等健康制造业。广义的健康产业是指不仅包含医药工程、医疗卫生服务等活动，还包括与之相关的一些边缘性产业，如制药设备、包装产业、服务业等有关活动涉及医药、保健品、食品饮料、医疗器械、中药材、医用材料、原料中间体、制造设备、化妆品等产品的生产经营以及医疗服务、健康管理、休闲健身、营养保健、咨询服务、人才服务等细分领域的服务。

从健康产业的特性上看，健康产业具有服务、异质、供方主导、效益外溢等性质，是一种同时的、无形的、易逝的产业①。一是服务性与异质性：由于每个居民的身体与心理健康状况不尽相同，该产业需要针对不同的消费者提供特有的有针对性的专业化服务，同时针对不同的消费者也会产生不一样的服务效果。二是供方主导：健康产业是一个专业性较强的产业。供方健康知识的掌握

————————

① 孙德斌：《宁波市健康服务产业发展研究》，宁波大学 2011 年硕士学位论文。

量远远多于需方，供方决定着服务的种类和数量，在选择服务的生成投入方面有个人决定权。需方不能像选择其他服务一样自主选择，基本上要听从供方的安排。供方主导整个服务，最终影响服务价格。三是效益外溢：个人的健康直接影响家庭的和睦、社会的和谐，消费者的健康状况可以通过接受健康服务进行改善，同时也会将健康的理念带给周围人群，对健康服务起到宣传和引导作用，从而促进社会中优良生活方式的普及。

三、大健康产业的界定

大健康产业是近年来兴起的一个概念，不仅包含广义的健康产业，也包含与健康活动关联的产业。即大健康产业是维护健康、修复健康、促进健康的产品生产、服务提供及信息传播等活动的总和，包括医疗服务、医药保健产品、营养保健食品、医疗保健器械、休闲保健服务、健康咨询管理等多个与人类健康紧密相关的生产和服务领域。

从产业链条的层次看，大健康产业包含了三个层次，即核心层、紧密层和支撑层（见图4-2）。其中核心层包括：医药、保健品、医疗器械等制造业领域；紧密层包括：康复治疗、健康疗养、体育健身、旅游度假、健康咨询等健康服务业；支撑层包括：餐饮酒店、康养地产、商务办公、批发零售、文化创意、现代物流等外围行业。

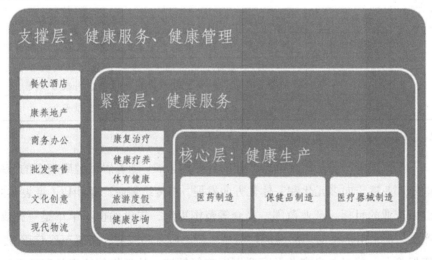

图 4-2 大健康产业链的三个层级

从产业所属的门类看，大健康产业包含健康农业、健康工业、健康服务业三个层次（见表4-2）。其中：健康农业包括特色农业（绿色农业）和休闲农业；健康工业包括药品、健康食品、健康器械等的制造；健康服务业包括医疗、养老产业、健康保险、健康管理、健康文化、健康旅游、第三方服务和健康信息技术等与健康相关的服务业。

表4-2 按产业门类分类的大健康产业内涵

一级门类	二级门类	三级门类
健康农业	绿色农业	中草药种植、绿色农副产品、健康花卉等
	休闲农业	观光农业、创意农业、教育农业、创意农业、休闲农业等
健康工业	药品	生物医药、化学药、中成药等
	健康食品	绿色食品、保健食品、绿色休闲食品等
	健康用品	护肤品、日常保健用品、日常健康用品等
	健康器械	专用医疗器械、家用医疗器械、移动医疗设备、康复辅助器械、美容健身器械等
健康服务业	医疗	医疗机构、护理机构、卫生机构等
	养老产业	养老地产、养老服务业、养生服务、养心服务等
	健康保险	商业健康保险
	健康管理	健康体检、健康咨询、母婴照料、家庭医生、家庭护理、健康促进等
	健康文化	健康教育培训、健康文化创意、健康文化传承等
	健康旅游	医疗旅游、体育旅游、养生旅游、健康度假、休闲修心等
	第三方服务	医学检验/影像、医疗服务评价、健康市场调查和咨询、研发服务外包、医药科技成果转化服务、科技中介等
	健康信息技术	远程医疗、数字化健康系统、健康信息服务等

大健康产业具有三个突出的特征。

一是大健康产业是传统健康产业的延伸和拓展。随着居民健康理念的升级，大健康产业逐步向多元化和一体化方向发展。与传统健康产业相比（见表4-3），大健康产业的目标、产业范围、受众等范围更广，提供的也不单单是一种或一类产品，而是由传统的药品和医疗器械生产、研发和流通，拓展至医疗服务业、健康保险业、养老养身产业及互联网医疗等领域，从提供传统产品制造向提供产品与服务整体解决方案转变，生产、制造与研发、设计、售后的边界已经越来越模糊。

表 4-3　大健康产业与传统医疗行业的区别

	传统医疗卫生产业	大健康产业
目标	以治疗疾病为主	以保持健康预防疾病为主
产业范围	医药	保健品、健康消费品及服务业
适用人群	有疾病的人群为主	普通大众
适用情景	遵医嘱手术或服药	在工作生活休闲中以多种方式运用
主要特点	病后治疗方案	未病解决方案

二是大健康产业各个领域关联度更高。根据健康产业的分类，医药、医疗仪器设备及器械、制药专用设备、体育用品、营养保健品等制造业由于前向关联关系，将会带动工业原材料、药材及其他农产品种植等有关产业的发展，同时自身存在大量研发活动；而在产品流通环节，随着现代物流的发展，仓储、加工、包装、配送、信息处理等活动频繁，是整个产业链有序运转的重要支撑，同时也带动了本地就业的发展；在最终的健康消费环节，医疗卫生、休闲健身等相关服务行业分别满足人们的不同健康消费需求，如医院、疗养院、休闲健身娱乐中心等，将在有形产品形态的基础上给人们提供其他附加服务，而营养保健品直接以产品形态供人们健康消费。大健康产业的大产业链体现了一种研发、生产、流通、消费的紧密关系。

三是大健康产业与科技联系空前紧密。随着生物科技、基因工程、3D 打印、互联网+等现代科技的不断进步和创新，对于健康领域，科技与大健康产业越来越紧密，传统的医药产业、医疗设备等行业加快科技研发和新技术应用进程，新兴的互联网移动行业以及智能手机等与大健康产业深度融合，为大健康产业带来了新的技术革命，极大地推动了大健康产业的转型升级。

第五章　大健康产业的理论基础

产业是由围绕生产一种产品或提供特定服务的企业或组织组成的，是支撑区域经济社会发展的重要组成部分，既是宏观经济联系微观的重要纽带，同时也可以通过调控产业发展来调节整个经济的发展。产业经济理论是应用经济理论研究的一个重要组成部分，研究对象主要以产业及其相关内容为主。产业经济学的产生以现代制造业的兴起为标志，自 20 世纪 30 年代后得到快速发展，研究体系也越来越完善。

一、产业组织理论

产业组织理论是有关市场经济中企业行为和组织制度的学科。它以微观经济学理论为基础，具体分析企业结构与行为、市场结构与组织以及市场中厂商之间的相互作用和影响，进而研究经济发展过程中产业内部企业之间竞争与垄断以及规模经济与效率的关系和矛盾，研究和探讨产业组织状况及其对产业内资源配置效率的影响，从而为维持合理的市场秩序和经济效率提供理论依据和对策途径。

产业组织理论的思想渊源最早可以追溯到古典经济学，早期的市场理论主要涉及产业的一般性分析，很少关注单个企业行为，但他们对竞争、价格以及政府干预等微观问题进行了比较深入的分析。亚当·斯密是最早认识到产业组织核心研究问题的经济学家。在其著作《国富论》中，亚当·斯密系统论述了由竞争机制自发决定的价格体系如何创造出一个理想的市场秩序和具有"帕累托"最优状态的经济社会，同时，亚当·斯密也是分工理论的奠基人。马歇尔基本上提出产业组织领域的所有问题。在分析规模经济的成因时，发现了竞争与规模经济之间的矛盾，被后人称之为"马歇尔冲突"。从此，吸引了许多经济学家对竞争和垄断问题进行了研究。美国哈佛大学的张伯伦和英国剑桥大学的罗宾逊夫人不谋而合地提出了纠正传统自由竞争概念的垄断竞争理论。这一理论以垄断因素的强弱为依据，将市场形态划分为从完全竞争到独家垄断的多种类型，总结了不同市场形态下价格的形成和作用特点。张伯伦还着重分析了厂商进入和退出市场、产品差别化、过剩能力下的竞争等问题。这些概念和观点成为现代产业组织理论的重要来源，直接推动了产业组织理论向市场结构方向发展，为现代产业组织理论的形成奠定了坚实基础。张伯伦和罗宾逊夫人也被称为产业组织理论的鼻祖。而后克拉克"有效竞争"概念的提出对产业组织理论的发展和体系的建立产生了重要影响，并成为产业组织理论的中心议题。在研究产业组织理论的过程中产生了不同的流派，他们从不同的理论视觉展开了各自的分析。

从产业组织理论的内容上看，主要包括三个方面：一是企业内部投入与产出的关系以及人与人之间的关系，如企业存在的合理性，企业规模和经营范围的确定，企业内部层级结构等。随着社会化大生产的逐步深入，这一关系的研究已经逐步与劳动经济学、企业融资、企业发展战略和组织结构关系等领域深入结合，产生了新的研究领域。二是不完全竞争市场与企业行为的关系，特别是寡头市场上企业与企业之间的关系，主要包括产品价格定制、产品产量、投资估算、研究开发等方面的决策。这方面的模型已被引入到国际经济学和宏观经济学领域，并被企业用来指导商业战略的制定。三是政府与企业的关系，包括规范研究和实证研究两方面的问题。其中，规范研究主要关注优惠政策的范围，自然垄断企业的规制、公营企业的管理、市场准入自由化，旨在推动技术进步和国际竞争力的产业政策等。实证研究则重点关注政策的实际效果，政策的影响因素。

到目前为止，伴随着社会经济的发展变化，产业组织理论研究不断发展进步，并且逐渐形成了各个不同的具有鲜明特色的重要流派。

一是哈佛学派的产业组织理论体系。哈佛学派理论体系是 20 世纪 30 年代以后在美国以哈佛大学为中心形成的。哈佛学派的产业组织理论，以新古典学派的价格理论为基础，以实证截面分析方法为主要手段，遵循了新古典主义的边际分析法、理性人假定以及市场福利标准。从美国、欧洲的制造业大量实证研究中得出许多经验性的论证。对市场竞争过程中的组织结构、竞争方式和市场竞争结果进行经验性研究。由于这些研究主要是以哈佛大学为中心展开的，因此学术界称之为产业组织的哈佛学派。又由于哈佛学派十分重视市场结构对市场行为和市场效果的决定作用，因此又称为结构主义学派。1970年以后，哈佛学派创立的主流产业经济学理论一方面获得了不断发展和完善，另一方面又不断受到批评和挑战。

二是芝加哥学派理论体系。自20世纪60年代以来，SCP分析范式成为理论界和经济界讨论与批评的热点，这些批评主要来自芝加哥大学的经济学家们，包括施蒂格勒（J. Stigler）、德姆塞兹（H. Demsetz）、波斯纳（R. Posner）等人。正是在这一批判的过程中，芝加哥学派崛起，并逐渐取得了主流地位，其代表人物施蒂格勒还由于其对产业组织理论的开创性研究而被授予1982年诺贝尔经济学奖。1968年施蒂格勒的名著《产业组织》一书问世，标志着芝加哥学派理论上的成熟。该学派还发展了边缘学科——法学经济学和管制经济学。该学派特别注重市场结构和效率的关系，而不像结构主义者那样只关心竞争的程度，故被理论界称为效率主义者。

三是新产业组织理论。20世纪70年代以来，产业组织理论经历了重大的变化和发展，博弈论和信息经济学的分析方法引入了产业组织理论，对产业组织理论产生了革命性的影响。学术界把这种用新方法诠释的产业经济学称为新产业组织理论。其代表人物主要有梯若尔、夏皮罗、萨勒普、施马兰西、施瓦茨等。新产业组织理论用新的分析范式几乎重构了整个产业组织理论。新产业组织理论的出现大大加深了人们对市场结构特别是寡占条件下的企业行为的理解。

四是模块化时代产业组织理论重构。近年来，伴随着信息通信技术和网络技术的大规模使用，人类社会开始从工业时代步入知识经济时代。产业组织理论的三个流派都不能很好地解释信息化时代产业组织发生的巨大变化，模块化理论的出现弥补了这些理论的不足。Baldwin 和 Clark（1997）将模块化定义为通过每个可以独立设计并且能够发挥整体作用的更小系统来构筑复杂的产品或业务过程。模块化生产网络是价值链的模块化。模块供应商与系统集成商之间是一种新型的合作关系。

二、产业结构理论

产业结构是指社会再生产过程中，国民经济各产业之间的生产、技术、经济联系和数量比例关系。从人类经济发展历史看，经济发展历史也是产业结构不断变动和调整的过程。在经济发展过程中，产业结构的演进具有一定的规律性。产业结构既作为以往经济增长的结果，也是未来经济增长的基础，成为推动经济发展的根本因素之一。因此，产业结构演替是一个国家和地区经济发展的主旋律，也是经济学研究的重要内容。

产业结构演替是一个传统经济学话题，至少可以追溯到 17 世纪威廉·配第的研究。配第根据当时英国的实际情况明确指出：工业往往比农业、商业往往比工业的利润多得多，揭示了产业间收入相对差异的规律，而产业间收入相对差异又决定了各国国民收入的差异和经济发展的不同阶段。这一思想后来被克拉克发展，称为"配第-克拉克定理"。无论是亚当·斯密的分工理论，还是马歇尔的专业化工业区理论，都重点讨论了产业分工与国民经济发展的关系。

随着新古典经济学日益成为经济学的主流范式，这种建立在专业化知识和报酬递增思想基础之上的、动态地研究产业结构的分析方法，逐步被静态均衡的思维模式所代替。这一时期的产业结构研究将研究视野由产业结构变迁的根本动力——产业分工，转移到了产业分工后的产业结构状态的分析。主要研究成果集中体现在 20 世纪三四十年代的赤松要的"雁行形态理论"、库兹涅茨人均收入影响论和克拉克对三次产业劳动投入与总产出关系研究，以及五六十年代的里昂惕夫的投入产出分析方法、罗斯托主导产业扩散效应理论和经济成长阶段论、钱纳里工业化阶段理论和霍夫曼工业化经验法则。

到了 20 世纪 80 年代，以罗默（Romer）、卢卡斯（Lucas）等人为代表的新增长理论经济学家开启了以"内生技术变化"为核心的经济增长内生型解释的大门。此后，学者重拾马歇尔关于分工和报酬递增的思想，以及新增长理论里有关"干中学""产业知识外溢"等报酬递增理论，讨论产业结构变化和经济增长的内生型动力。其中最著名的两个学派是在"第三意大利"新产业区发展起来的产业集群理论，特别强调产业专业化对经济增长的作用，认为相同或相关行业在某一区域集聚产生的知识和技术外溢有助于提高本地创新能力，进而促进地方经济发展；而以简·雅各布斯（Jane Jacobs）为代表的城市经济学家则重视产业多样化的作用，认为大多数重要的知识转移发生在跨产业之间，城市的产业多样化比专业化更有利于创新，面临多样化环境的产业将实现更快增长。前者的思想由于发端于 Mar-shall，又经过 Arrow 和 Romer 发展，因此被称为

Marshal-l Arrow-Romer （MAR）外部性，而后者则被称为 Jacobs 外部性。但是很长时间以来，到底是专业化还是多样化更有利于经济发展成为主要争论的话题。

事实上，无论是多样化还是专业化都可以促进城市的经济增长，但是它们产生的外部性不同。专门化是一种发生于产业内的外部性，而多样化是一种发生在产业间的外部性。同时，多样化和专业化对城市增长的作用机理和方式不一样。专业化有利于短期内提高区域的生产能力和竞争能力，但是由于技术和经济高度集中在某些产业，所以难以抵御市场巨大的变化或其他外部冲击。因此，区域技术和经济多样化可以被看作一个组合策略以保护地区经济免受特定部门需求下降的冲击，特别能保护劳动力市场，防止黏性的失业发生。其中，无关多样化可以保护区域经济免受不对称需求冲击的影响，因此可以抑制失业增长。相反，一个部门的相关多样化可以得益于 Jacobs 外部性，以知识溢出的形式提高增长和就业。相关多样化是多样化中起着外部性作用的部分，一个地区的相关的部门越是多样化，技术相关的部门越多，本地工业的学习机会就越多，部门间知识溢出越可能发生，区域的经济表现就越好，因此相关多样化越高，区域产业越容易出现创新和新产业。这种滋生新奇的作用在短期内就能发挥作用。而无关多样化是多样化中起着资产组合作用的部分，在一个特定产业的需求急剧下降的时候，受到冲击的产业的工人会在其他无关产业很容易找到工作，这样就使无关多样化有减震器的作用。这种作用只有在发生特定产业的冲击时才能够体现。一个地区如果仅仅是相关多样化高但无关多样化低的话，相关多样化会被局限在特定的部门里，这样的产业结构则无法经受住由价格波动和技术升级带来的外部冲击。同时，许多重大的技术来源于无关技术的重新组合，无关多样化会使一个地区的长期创新能力得到提升。

三、产业布局理论

产业布局是指产业在一国或一地区范围内的空间分布和组合的经济现象。产业布局在静态上看是指形成产业的各部门、各要素、各链环在空间上的分布态势和地域上的组合。在动态上，产业布局则表现为各种资源、各生产要素甚至各产业和各企业为选择最佳区位而形成的在空间地域上的流动、转移或重新组合的配置与再配置过程。

以杜能农业区位论和韦伯工业区位论为代表的古典区位论，是最早专门论述产业布局问题的理论。古典区位论立足于单一的企业或中心，着眼于成本和运费的最小化，不考虑市场消费因素与产品销售问题，通常被称为西方区位理论的成本学派。随着资本主义工业化的发展与劳动生产率的提高，第二、三产业逐渐取代农业成为国民经济的主导部门，同时随着交通运输网络的迅速发展，运输因素不再是生产的决定性因素，而市场因素则成为产业能否赢利甚至生存下去的关键。区位理论逐步从古典区位论的成本学派发展成为近代区位论的市场学派，由立足于单一的企业或工厂转变为立足于城市或地区，由着眼于成本和运费最小化发展为追求市场最大化。市场学派主要以费特的贸易区边界区位理论、克里斯泰勒的中心地理论及廖什的市场区位理论为代表。20世纪60年代以后，随着世界范围内工业化、城市化进程的加快，着眼于区域经济活动的最优组织的现代区位理论应运而生。现代区位理论改变了过去孤立研究区位生产、价格与贸易的局面，开始将整个区位的生产、交换、价格、贸易融为一体进行研究，从单个经济单位的区位研究走向区域总体的研究，从只注重区位经济产出的单一目标向关注人与自然协调发展的多重目标转变，从纯理论假定的理论推导走向实际区域的分析与应用模型的研究。现代区位理论的代表主要有成本-市场学派、行为学派、社会学派、历史学派、计量学派等。

从产业布局模式上看，根据产业空间发展不同阶段的不同特点，产业布局的理论模式可以分为增长极布局模式、点轴布局模式、网络布局模式、地域产业综合体模式以及区域梯度开发与转移模式。

一是增长极布局模式。增长极理论是法国经济学家佩鲁提出的，其思想是：一国经济增长过程中，不同产业的增长速度不同，其中增长较快的是主导产业和创新企业，这些产业和企业一般都是在某些特定区域或城市集聚，优先发展，然后对其周围地区进行扩散，形成强大的辐射作用，带动周边地区的发展。这种集聚了主导产业和创新企业的区域和城市就被称之为"增长极"。

二是点轴布局模式。点轴布局模式是增长极布局模式的延伸。从产业发展的空间过程来看，产业特别是工业，总是首先集中在少数条件较好的城市发展，呈点状分布。这种产业（工业）点，就是区域增长极，也就是点轴开发模式中的点。随着经济的发展，产业（工业）点逐渐增多，点和点之间，由于生产要素流动的需要，需要建立各种流动管道将点和点相互连接起来，因此各种管道，包括各种交通道路、动力供应线、水源供应线等就发展起来，这就是轴。这种轴线，虽然其主要目的是为产业（工业）点服务的，但是轴线一经形成，其两侧地区的生产和生活条件就会得到改善，从而吸引其周边地区的人口、产业向轴线两侧集聚，并产生出新的产业（工业）点。点轴贯通，就形成了点轴系统。实际上，中心城市与其吸引范围内的次级城市之间相互影响、相互作用，已经形成了一个有机的城市系统，这一系统已经有效地带动了区域经济的发展。

三是网络（或块状）布局模式。网络布局是点轴布局模式的延伸。一个现代化的经济区域，其空间结构必须同时具备三大要素："节点"，即各级各类城镇；"域面"，即节点的吸引范围；"网络"，即商品、资金、技术、信息、劳动力等各种生产要素的流动网。网络式开发，就是强化并延伸已有的点轴系统。通过增强和深化本区域的网络系统，提高区域内各节点间、各域面间，特别是节点与域面之间生产要素交流的广度和密度，使"点""线""面"组成一个有机的整体，从而使整个区域得到有效开发，使本区域经济向一体化方向发展。同时，通过网络的向外延伸，加强与区域外其他区域经济网络的联系，并将本区域的经济技术优势向四周区域扩散，从而在更大的空间范围内调动更多的生产要素进行优化组合。这是一种比较完备的区域开发模式，它标志着区域经济开始走向成熟阶段。

四是地域产业综合体模式。地域生产综合体开发模式是苏联广泛采用的一种产业布局模式。从 20 世纪 50 年代中期以来到苏联解体以前，苏联在西伯利亚地区通过对水利、煤炭、油漆、铁矿、木材等资源的开发，建立了 10 多个大型的工业地域生产综合体。受苏联的影响，我国也曾经广泛采用过这种布局模式。我国国土规划纲要中提出的 19 个重点开发区中有很大一部分就属于这种开发模式。

五是区域梯度开发与转移模式。该布局模式的理论基础是梯度推移理论。梯度推移理论认为，由于经济技术的发展是不平衡的，不同地区客观上存在经济技术发展水平的差异，即经济技术梯度，而产业的空间发展规律是从高梯度地区向低梯度地区推移。第二次世界大战后加速发展的国际产业转移就是从发达的欧美国家向新型工业国或地区再向发展中国家进行梯度转移的。根据梯度推移理论，在进行产业开发时，要从各区域的现实梯度布局出发，优先发展高梯度地区，让有条件的高梯度地区优先发展新技术、新产品和新产业，然后再逐步从高梯度地区向中梯度和低梯度地区推移，从而逐步实现经济发展的相对均衡。我国在改革开放初期就曾按照经济技术发展水平把全国划分为高梯度的东部沿海地带、中梯度的中部地带和低梯度的西部地带，以此作为产业空间发展的依据。

第六章　大健康产业国内外研究综述

一、国外研究综述

1940 年，世界卫生组织改变了传统理念对健康概念的理解，强调人类健康不仅仅是指没有疾病，心理和身体的双重健康才能达到最佳理想状态。在 20 世纪 80 年代末，世界卫生组织又对健康的内涵进行了进一步丰富，认为健康的前提即是身体没有疾病且身体状态尚佳。健康包括身体健康、心理健康、道德健康等多方面发展内容，这也是"大健康"理念的发展基础。

在学术界，保罗·皮尔泽通过研究认为，疾病产业和保健产业是存在区别的。前者是指在个人健康出现问题之后，相关组织通过提供产品或服务来帮助人们治疗疾病、恢复健康。而后者则指的是当人们已处于健康状态时，相关组织通过提供相应的产品或服务帮助人们预防疾病、维护和促进机体健康。贝恩德　埃贝勒在他的著作《健康产业的商机》中指出，未来健康产业充满着机遇，并认为通过"积极生活方式"提供的产品与服务，都属于健康产业范畴，还提出了代表着健康产业发展趋势的七大领域，即饮食（天然食品、功能型食品）、保健药物和自用药物、身体保养品和化妆品、运动和保持身材、旅游、健康咨询和信息、住房及其他消费品等。Martin Gaynor、Deborah Haas-Wilson（1998）等学者通过研究发现，医疗服务业的产业机构随着经济的发展而不断改变，未来将可能重点向医疗服务、医疗从业等行业演化。Cynthia Engel、Regina Herzlinger 等指出，90 年代初，美国的健康服务业是其就业增长的主要来源，但总体增长趋势是下降的，并分析了导致该现状的主要原因，有针对性地提出了改善举措。Massimiliano Piacenzaa 等在借鉴成本函数模型的基础上，提出了新的通用模型，并利用北美数据，主要探讨了医院服务之间的置换性因素，得出结论，医院在进行重组管理时，仅通过减少床位而不涉及员工管理的方式对于控制公共医疗支出是不可行的。在产业集群研究方面，美国学术界针对健康服务业集群研究相对较少，更多的是围绕生物科技、医药制造等集群方面的研究，Ross De Vol 等学者重点围绕研发、产业影响力、风险控制、人力等指标对医药产业进行了研究。

现代意义上的健康产业起源于 20 世纪 60 年代的美国。20 世纪 60 年代末，美国开始实施国家医疗保健计划，自 70 年代初开始为健康维护组织立法，同时在 1973 年和 2008 年先后颁布实施了《健康维护法案》和《健身运动指南》。在学术界，健康产业发展同样受到重视。2002 年，美国著名经济学家约翰·保罗·皮尔泽在其著作《新保健革命：下一个兆亿美元产业"财富"是怎样炼成的》中明确表示，健康产业应当包含传统疾病产业和保健产业两方面的内容。贝恩德·埃贝勒在《健康产业的商机》中提出，健康市场是为顾客购买产品的决定性因素是健康因素的市场。同时，代表着健康产业趋势的七大领域包括食品、保健品和药物、保养品和化妆品、运动产品、旅游、健康咨询及其他消费品等。

从目前的发展状况来看，美国的健康产业链条是世界上发展最为完善的健康产业链条之一。在美国，健康风险管理产业已经正式进入发展迅猛时期。2012 年，美国人口统计局调查信息显示，在最近的十年时间内，美国健康产业就业人数增加接近 77 个百分点，其中"家庭及社区保健服务"是增长速度最快的产业形势，其次为"个人与家庭帮助服务"。在美国，每 7 个成年人中就有 1 人从事健康产业，健康产业给美国带来了巨大的健康效益和经济效益。欧洲的健康产业是建立在悠久的社会保障制度基础上的，全面促进了生物制药、医疗器械、餐饮娱乐、健身旅游等行业的快速发展。1911 年前后，英国《国民保险法》正式出台，成为英国社会福利指标设定的重要参考依据。

二、国内研究综述

国内健康产业发展相对欧美较晚，学界研究主要集中在健康产业的内涵及外延上。胡琳琳（2007）认为，健康产业与人类健康息息相关，是能够促进人类健康或对人体健康有修护作用的一个产业，并生产和提供相关信息、产品与服务。宫洁丽（2011 年）认为，保健品、营养品、健身、健康管理、医疗器械、健康咨询等都属于健康产业管理范畴，上市行业都属于与健康存在内在联系的制造与服务产业，主要从事设备生产和健康服务咨询两方面内容。制造经营主要指健康产业的生产制造，包括药品、中药材、保健品、化妆品、健康设备等；

而健康服务则包括健康管理、营养保健、健康咨询、人才服务等方面内容。王波、甄峰等（2012年）认为，广义的健康产业包括与人类身心健康相关的全部产业总称，其中服务业、制造也等都属于健康产业管理范畴。健康产业分为健康服务业和健康制造经营业；相较于我国而言，西方发达国家的健康产业发展迅速，实现了由传统制造业转变成以健康服务为主的产业。吕岩（2012）认为，现代人类越来越注重自身生活品质的提升，拥有正确的健康理念，给健康产业的发展奠定了良好的基础；而横跨传统医疗卫生、健康养生、营养保健等多个不同服务领域的健康产业，实现了健康服务与管理的一体化，有效提高了国民身体健康水平。王晓迪、郭清（2012年）则把健康产业分为医药产业和健康服务产业，其中医药产业包括药品产业、医药服务产业、医疗设备产业、体外诊断技术产业以及其他产业；健康相关产业包括保健品产业、健康体检与健康管理服务产业、老年颐养与延缓衰老产业、中药养生保健产业、健康传媒与文化产业。薛敏（2014）在其著作中认为健康产业主要涉及四大产业群体，分别是医疗产业、医药产业、保健品产业和健康管理服务业。而魏碹（2014）则认为，在新的时代背景下，健康产业应包括五大产业群体，在上述四大产业群体的基础上，再加入健康养老产业。他们认为，在大健康观念影响下，随着人们健康需求的多样化，传统的医疗服务产业已不能满足人们的健康需求，非医疗性健康服务需求日益受到重视。医疗性产业通常是指医药产业、医疗器械、医疗技术及其他相关产业，重点是为了帮助人们治疗疾病和修复健康；而非医疗性产业，其内容更加多元，涉及营养保健品、休闲养生、健康宣传与教育等产业。

关于健康产业未来的发展前景，学者们还是很看好的。李育才（2005）等提出，在经济社会快速发展、生活品质提升的背景下，有形成"健康市场"的趋势。张俊祥（2011）等提出，健康产业是21世纪的朝阳产业，蕴藏着巨大的发展潜力和广阔的发展空间，有作为战略性新兴产业规划发展的可行性，应在充分发挥自身优势，抓住各种资源、机遇的基础上，有重点、有步骤地发展健康产业。张瑜琼（2013）从战略性新兴产业的视角出发，从相对比较优势、产业技术水平进步、产业可持续发展、产业关联度等方面详细分析了长三角地区发展健康产业的优势和潜力。苟梦雍（2015）从产业整体及内部各行业来对山西省健康服务业的发展现状进行分析，并构建了山西省健康服务业发展的系统动力模型，且进行了相应的政策模拟分析。

健康产业前景虽看好，但是在发展过程中也可能会遇到一些困境和制约，学者对这方面的研究也是仁者见仁，智者见智。徐东华（2009）认为，由于缺乏统一的行业标准和规范以及主管监管部门的不确定，健康产业的进入门槛很低，一些不正当的牟利行为、虚假宣传等现象时有发生。刘丽娅（2007）则认为，目前我国健康产业在研究方面和产业化方面均处于初级阶段，有着明显不足，需要政府的大力引导和扶持。宫洁丽（2011）认为，我国健康产业20多年的发展大致可以概括为三个阶段，分别是没有整合的松散型结构和无清晰概念的初级阶段、有逐渐清晰的概念和开始成长的服务的中期阶段以及健康产业快速发展及健康产业链逐步形成的后期阶段。瞿华、夏斐等认为，从总体上看，我国健康服务业处于起步阶段，结构上还比较单一，中高端服务市场占比相对较小，知名品牌缺乏，产业带动作用不明显等，并针对性地提出了一些对策来助推健康产业的发展。乌丹星（2014）认为，人才对于健康产业的长远发展来说，具有重要的作用，是需要解决的首要问题，提出要构建健康产业人才培养体系，要加强对实用型人才的培育。

国内也有一些健康产业发展的案例，如苏州的环球国际健康产业园，是以健康产业链整合概念为主题的园区，充分利用了集成化思想。位于北京东燕郊的"燕达"国际健康城，由医院、医护培训学院、健康养护中心等六大板块组成，是一个横跨多个业务领域的综合运营商。天狮国际健康产业园位于天津新技术产业园区，是一个综合功能较强的国际化健康产业基地，涵盖了国际康复、养生保健、健康管理等内容。

从目前的发展状况来看，我国现有4000余家医药生产公司，其中，500余家为大型中外合资企业，正式注册的医疗保健机构90万个，健康体检机构4000余家，经营医药批发业务的企业13 000余家，开展医药零售业务企业的数量更为繁多。2015年，我国健康产业的市场规模约6万亿，其中医药产业3万亿元，保健品产业5000亿到6000亿元，医疗卫生服务产业2万亿元，健康管理产业2000亿元，预计到2020年中国大健康产业将达8万亿元。

三、简要述评

从国内外健康产业发展研究及发展现状看，大部分国家健康产业虽然没有将各健康产业子系统全面统一起来，但健康保障体系建设已经为国民经济发展做出巨大贡献。同时，多数学者的研究主要集中在大健康产业的内涵、界定及范围上。对于大健康产业如何发展，特别是随着现代信息通信技术兴起以及第四次工业革命的推进，大健康产业的内涵也随之发生了根本变化。在此背景下，国内外的发展实践明显要超前于理论研究。由于区域特有的产业基础、资源禀赋、市场结构、技术创新能力以及居民对健康生活认识的不同，大健康产业的发展思路、目标以及路径出现较强的区域特点。

第三篇　国内外大健康产业发展现状及趋势

　　大健康产业作为全球最大和增长最快的产业之一，已成为世界各国保持经济健康增长、满足全民健康需求的重要抓手。近年来的发展表明，在云计算、物联网、移动互联网等新一代技术与传统医药产业跨界融合带动下，大健康产业链条加速延伸和拓展，大健康产业已成为我国推动发展方式转变和经济结构优化的战略性新兴产业，也是我国经济增长的重要增长点。因此，系统梳理总结国内外大健康产业发展、园区建设现状及趋势，对创新大健康产业发展思路和路径具有重要的现实意义。

第七章　全球大健康产业发展现状

一、发展现状

当前，大健康产业已逐步成为全球最大的产业之一，全球健康年支出总额占世界国内生产总值（GWP）总额的十分之一左右，是全球经济发展的新引擎。2015年，全球大健康产业的市场规模高达79 856亿美元，是2007年的1.45倍，年均增长5.5%（见图7-1）。发达的高收入国家在大健康产业中的支出最高，中等发达国家次之，发展中国家最少，健康产业市场与区域经济发展呈现明显正相关关系。预计到2020年，大健康产业全球总产值将达到14万亿美元，为2011年的1.9倍左右，全球人均健康支出将达到1800美元。

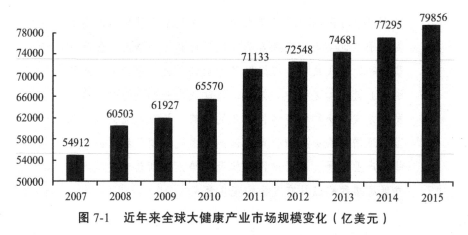

图 7-1　近年来全球大健康产业市场规模变化（亿美元）

数据来源：世界银行、WHO公开资料整理。

从分布上看，北美地区大健康产业的市场份额最大，2015年产业规模为33 140亿美元，占同期全球市场总量的41.5%。紧随其后的是亚洲及其他，产业规模为21 960亿美元，约占全球的27.5%。排在第三的是欧盟地区，其大健康产业规模为18 047亿美元，占比约22.6%。拉美及加勒比海地区大健康产业规模为5350亿美元，占比为6.7%。产业规模最小的是拉美及加勒比海地区，

产业规模为 5350 亿美元，约占全球的 6.70%。（见图 7-2）

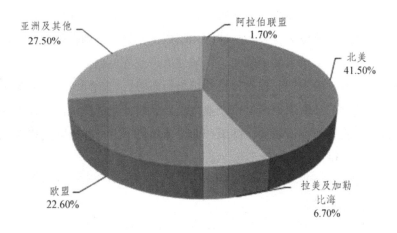

图 7-2　2014 年全球大健康产业规模区域分布格局

数据来源：世界银行、WHO 公开资料整理。

从区域分布的变化情况看，北美地区大健康产业的市场规模一直占全球的 40% 以上，但近年来略有下滑，由 2007 年的 43.98% 下滑至 2015 年的 41.50%。欧盟地区大健康产业市场份额呈现下滑趋势，由 2007 年的 29.02% 下滑至 2015 年的 22.60%。亚洲大健康产业市场份额在 2011 年首次超过欧盟，呈现上升趋势，由 2007 年的 21.23% 上升至 2015 年的 27.5%。拉美及加勒比海地区、阿拉伯联盟健康产业市场份额缓慢上升，分别由 2007 年的 1.11%、4.67% 上升至 2015 年的 1.70%、6.70%。（见图 7-3）

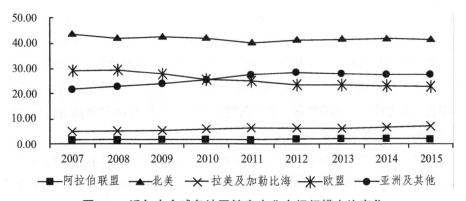

图 7-3　近年来全球各地区健康产业市场规模占比变化

数据来源：世界银行、WHO 公开资料整理。

由此可见，大健康产业规模与区域经济发展水平呈正比：一方面，越是发达地区，居民健康支出越高，产业规模越大，在全球健康产业份额也越高。如北美地区的健康产业份额一直占全球的40%以上。另一方面，随着地方经济的不断发展，健康需求量会越来越大，区域健康产业规模也会随之扩张。亚洲地区经济不断发展，健康产业规模保持持续增长态势。与此同时，受欧盟地区经济缓慢复苏的影响，欧盟地区健康产业规模增速略低于亚洲地区。而经济发展水平较低的拉美和阿拉伯联盟，健康产业增速缓慢，占全球份额始终在10%以下，阿拉伯联盟得市场份额尚不足2%。

二、发展趋势

随着全球经济的进一步发展和居民生活水平的不断改善，加之全球现代技术的不断进步，全球大健康产业呈现出三大特点。

一是大健康产业正逐步成为保持全球经济增长的新动力。近年来，世界经济呈现复苏乏力态势，发达经济体总需求不足和长期增长率不高现象并存，新兴经济体总体增长率下滑趋势尚未得到有效遏制，全球经济不确定性持续增多增大。为应对全球经济复苏压力持续加大的挑战，抢占新一轮产业革命制高点，保持区域经济稳步增长，发达国家和新兴经济体纷纷通过产业转型升级和改革创新等方式，寻求经济新的增长点。当前，以美国、日本、加拿大、英国等为代表的发达国家健康产业增加值占本国GDP的10%以上，其中美国已超过了15%，全球健康年支出总额占世界国内生产总值（GWP）的比重也超过了10%，医疗健康支出比例与国家经济实力呈现明显正相关关系，健康产业成为仅次于制造业、电子信息业、金融保险业的最大新兴产业。（见图7-4）市场需求大、产业链条长、带动能力强、可持续性好的大健康产业，已成为全球各国保持经济增长、促进社会进步的战略举措，大健康产业也将替代IT产业成为推动世界经济发展的新引擎和新动力。

二是大健康产业领域在市场需求驱动下继续拓展延伸。随着社会的不断进步和生活水平的不断提升，现代人对健康需求总量不断增加的同时，对健康的需求结构也发生了巨大变化，随之而来的是大健康产业的主要领域得到延伸和拓展。一方面，随着人们收入水平和受教育程度显著提高，健康理念也随之发生变化，健康需求也由单纯的医疗终端向前端的保健、预防、基因检测等环节和后端的健康管理、养生修心、康体健身等领域拓展延伸。大健康产业的领域范围也由传统的药品和医疗器械生产、研发和流通，拓展至医疗服务业、健康保险业、养老养身产业及互联网医疗等领域。另一方面，在制造业向服务型制造转型过程中，健康制造业从提供传统产品制造向提供产品与服务整体解决方案转变，生产、制造与研发、设计、售后的边界已经越来越模糊。在此过程中，利用创新和创意提升医药制造全产业链质量效益，推升服务活动对全产业链的贡献度，成为全球健康制造业发展的最大趋势。

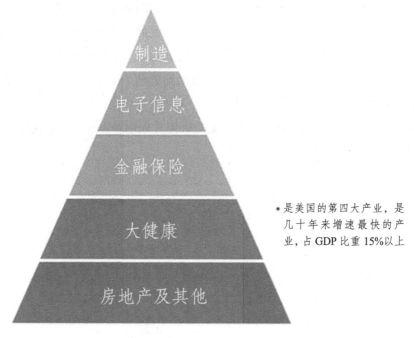

图 7-4　发达国家大健康产业在国民经济体系中的地位

【专栏 7-1】健康产业的六大驱动因素

人口结构：人口增长，人口"老龄化"进程加剧，对健康的需求进一步增加。

技术环境：信息化技术发展，智能硬件应用逐步趋于成熟，推进产业升级调整。

经济环境：居民人均可支配收入增加，医疗保健比重支出亦增加明显，消费需求转变。

社会环境：全球环境污染加剧，工作生存压力大，亚健康范围扩大。

意识环境：健康意识增强，食品安全，运动健身、减肥美容、休闲养生等需求增大。

政策环境：健康国家战略纷纷出台，健康医疗改革核心因素推动。

三是依托科技进步创新发展是大健康产业的主要方向。生物科技、现代信息技术等在健康产业领域大规模深度应用，推动健康产业发展方式产生了重大变革。生物科技的重大突破，为大健康产业提供了巨大发展动力，基因工程技术、抗体工程技术大量应用，干细胞、分子标记、3D 打印等新技术和新产品不断涌现，极大地推动了生物医药、生物农业和生物制造等领域的快速发展，为大健康产业带来了新的技术革命。互联网技术的发展，特别是移动互联技术的发展将与健康产业结合，成为未来健康产业发展的一个新方向和主要趋势，不仅为健康产业的快速发展提供了动力，也极大地推动了传统健康产业的转型升级。全球健康产业发展面临新一轮科技和产业加速升级换代等的重大挑战，也面临依托网络化、智能化、开放化平台集聚资源实现创新突破的重要机遇。

第八章　我国大健康产业发展现状

我国健康产业由医疗性健康服务和非医疗性健康服务两大部分构成，已形成了四大基本产业群体：以医疗服务机构为主体的医疗产业，以药品、医疗器械以及其他医疗耗材产销为主体的医药产业，以保健食品、健康产品产销为主体的保健品产业，以个性化健康检测评估、咨询服务、调理康复、保障促进等为主体的健康管理服务产业。同时，随着 2009 年新一轮医疗改革的不断推进，以药品、保健食品、营养补充剂、医疗器械、保健用品、中医保健养生、健康体检咨询、预防康复健康管理为理念的"大健康"产业链条已初具规模。

一、整体规模

2015 年 3 月 5 日政府工作报告首次提出"健康中国"概念，2015 年 7 月国务院发布《关于积极推进"互联网+"行动的指导意见》专门提出要"推广在线医疗卫生新模式"和"促进智慧健康养老产业发展"。2016 年 10 月 27 日国务院印发《"健康中国"2030 规划纲要》，首次在国家层面提出的健康领域中长期战略规划，是今后 15 年推进健康中国建设的行动纲领。这为大健康产业发展指明了方向，形成了重大政策持续利好。同时，我国医疗制度改革逐步深入和健康观念的转变，健康服务领域必将出现爆发式增长，产品形态即服务也将呈现多样化、多元化趋势。加之云计算、物联网、移动互联网等新一代技术与传统医药产业跨界融合将更加深入，模式及产品创新不断涌现。受此影响，我国大健康产业的发展也呈现出高速增长态势，预计 2017 年中国大健康产业规模为 4.4 万亿元，同比增长 37.5%，到 2020 年中国大健康产业规模将突破 8 万亿元。

我国大健康产业规模变化见图 8-1。

在全球范围内看，2005 年中国医药市场规模在全球排名第九，到 2013 年上升至全球第三，IMS 预测到 2020 年将成为全球除美国以外的第二大医药消费国

（见表 8-1）。由此可见，我国大健康产业具备广阔的发展空间。

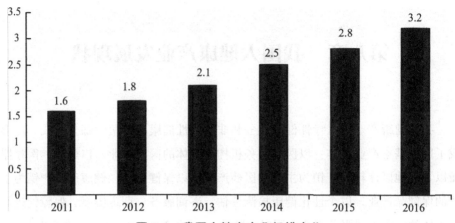

图 8-1　我国大健康产业规模变化

表 8-1　我国医药市场规模在全球地位变化

2001		2005		2009		2011		2013		2020	
国家	排名	国家	排名	国家	排名	国家	排名	国家	排名	国家	排名
美国	1	美国	1	美国	1	美国	1	美国	1	美国	1
日本	2	日本	2	日本	2	日本	2	日本	2	中国	2
德国	3	德国	3	法国	3	中国	3	中国	3		
法国	4	法国	4	德国	4						
意大利	5	意大利	5	中国	5						
英国	6	英国	6								
西班牙	7	西班牙	7								
加拿大	8	加拿大	8								
墨西哥	9	中国	9								
中国	10										

资料来源：IMS，中金公司研究部。

二、主要领域

1. 医药工业

2016 年，规模以上医药工业增加值同比增长 10.6%，增速较 2015 年同期提高 0.8 个百分点，高于全国工业整体增速 4.6 个百分点，位居工业全行业前列；

医药工业增加值在整体工业增加值中所占比重为 3.3%，较 2015 年增长 0.3 个百分点，医药工业对工业经济增长的贡献进一步扩大。

2016 年全年，全国医药工业规模以上企业实现主营业务收入 29 635.86 亿元，同比增长 9.92%，增速较上年同期提高 0.90 个百分点，增速高于全国工业整体增速 5.02 个百分点。各子行业中，增长最快的是医疗仪器设备及器械制造，化学原料药、中成药、制药设备的增速低于行业平均水平。从利润的角度看，2016 年医药工业规模以上企业实现利润总额 3216.43 亿元，同比增长 15.57%，增速较 2015 年同期提高 3.35 个百分点，高于全国工业整体增速 7.07 个百分点。各子行业中，增长最快的是化学原料药，制药设备出现负增长。2016 年，规模以上医药工业主营收入利润率为 10.85%，较 2015 年有所提升，高于全国工业整体水平 4.88 个百分点。规模以上企业实现出口交货值 1948.80 亿元，同比增长 7.26%，增速较 2015 年同期提高 3.66 个百分点。根据海关进出口数据，2016 年医药产品出口额为 554.14 亿美元，同比减少 1.82%，增速较 2015 年下降 4.52 个百分点；完成固定资产投资 6299 亿元，同比增长 8.4%，增速较 2015 年下降 3.5 个百分点，高于全国工业整体增速 4.8 个百分点。

表 8-2　2016 年全国医药工业情况　　　　单位：亿元，%

行业	主营业务收入			利润总额		
	绝对额	同比	比重	绝对额	同比	比重
化学药品原料药制造	5034.9	8.4	16.99	445.25	25.85	13.84
化学药品制剂制造	7534.7	10.84	25.42	950.49	16.81	29.55
中药饮片加工	1956.36	12.66	6.6	138.27	8.64	4.3
中成药制造	6697.05	7.88	22.6	736.28	9.02	22.89
生物药品制造	3350.17	9.47	11.3	420.1	11.36	13.06
卫生材料及医药用品制造	2124.61	11.45	7.17	191.75	8.52	5.96
制药专用设备制造	172.6	3.52	0.58	15.8	-13.3	0.49
医疗仪器设备及器械制造	2765.47	13.25	9.33	318.49	32.29	9.9
医药工业合计	29 635.86	9.92	100	3216.43	15.57	100

数据来源：国家工信部网站。

2. 健康体育

中国体育产业虽然起步较晚，但发展较快，产业领域不断拓展，发展规模不断扩大，产业的效益显著提高，已经形成了一个独具特色的产业门类。

目前，我国体育产业规模呈总体上升趋势，体育产业增加值由 2010 年的 2220 亿元，增长至 2015 年的 5 495 亿元，占 GDP 比重上升至 0.8%，体育人口比重约为 40%。从产业结构上看，体育制造业依然是体育产业的主要力量，体育用品和相关产品制造业的总产出和增加值最大，分别为 11 238.2 亿元和 2755.5 亿元，占国家体育产业总产出和增加值的比重分别为 65.7% 和 50.2%。体育服务业（即除体育用品和相关产品制造业、体育场地设施建设外的其他类）总产出和增加值分别为 5713.6 亿元和 2703.6 亿元，占比分别为 33.4% 和 49.2%。体育用品行业一枝独秀、体育服务业占比较小、整体产业结构分布不甚合理是我国体育产业最显著的特点。美国体育产业收入中约 57% 来自体育服务业，30% 来自制造业。而中国体育产业 79% 的收入来自体育制造业，即体育服饰制造、体育用品制造等；只有 18% 的收入来自诸如赛事运营、体育培训、转播权等体育服务业。

3. 健康服务

我国在医疗服务、保健品产销、健康管理等方面也取得了较大成就。在医疗服务领域，截至 2015 年 5 月底，全国医疗卫生机构数达 98.7 万个，其中：医院 2.6 万个，基层医疗卫生机构 92.2 万个，专业公共卫生机构 3.5 万个，其他机构 0.3 万个。保健品方面，从企业类型上来看，保健食品、药妆、功能性日用品产销为主体的传统保健品企业队伍迅速壮大。到 2013 年年底，我国保健品食品生产企业共有 2100 多家，产值收入为 1460.68 亿元，相比 2012 年分别上涨了 21.06% 和 32.02%；传统的食品加工企业也开始逐渐进入健康领域。健康管理服务方面，2013 年健康体检市场总量已经到达 4 亿人次，2014 年近 4.2 亿人次，保守估计整体市场规模在 850 亿元。

三、空间分布

从空间布局上看，整个健康产业重点布局在环渤海、长三角、珠三角和成渝地区（见表 8-3）。"环渤海"以北京为中心，聚集了全国最雄厚的人才科研力量，在政产学研用结合方面走在全国前列，同时现正积极辐射和带动辽宁、河北、天津等周边区域，在生态农业、高端食品、生物科技方面都在积极地探索和牵引，侧重于技术研发和成果转化。"长三角"方面，上海在全球化资源整合方面走在中国前列，积极引进国际性的先进医疗机构，技术品牌的供应商，推动当地的产业发展，带动江苏和浙江以生物医药、高端的健康服务等特色、优势产业发展。"珠三角"是制造中心，中低端的医疗器械、保健品制造业等健康产业发展迅猛。成渝地区以成都和重庆为核心，以特色的医疗文化和丰富的旅游资源为突破口，健康旅游和生物医药产业得到快速发展。

表 8-3　我国大健康产业空间分布格局

区域	主要省市	主要领域
环渤海地区	北京、辽宁、河北、天津、山东	医药研发、生物制药、健康食品、生物科技等、健康服务等
长三角地区	上海、江苏、浙江	中高端健康服务、生物医药、健康管理、医疗旅游等
珠三角地区	广东、香港、澳门	医疗器械、保健品制造、健康器械制造、高端健康服务等
成渝地区	重庆、四川、贵州、云南	生物医药、医药养生、健康大数据、健康旅游等

第九章　国内外发展情况

一、国外发展情况

（一）产业园区

1. 迪拜健康城

迪拜健康城（DHCC）是世界上第一个最全面的医疗保健自由区。其中最著名是具有复合、多功能的专业的 ALRAZI 医疗大厦。其占地面积为 410 万平方英尺（1 平方英尺≈0.0929 平方米），为国际著名的医疗保健组织提供国际标准医药和相关的项目。ALRAZI 医药中心作为迪拜健康城的重要枢纽，包含迪拜哈佛医学院、大学教学医院，迪拜哈佛基金医疗研究中心和其他专业医院。迪拜健康城首创的"医疗中心+商业中心+休闲中心"一体化模式已成为发展健康产业园区的典范。

2. 瑞士达沃斯

瑞士的达沃斯是欧洲著名的健康疗养胜地。游客在闲适惬意的旅游中，同时达到疗养治病的效果。目前，医疗旅游正呈现出蓬勃发展之势。据统计，全球医疗旅游业的规模约为 500 亿美元，预计其将以每年 15% 至 20% 的速度增长。达沃斯既是旅游胜地又是疗养佳所，拥有大量各具特色的私立诊所。健康旅游已成为瑞士达沃斯大健康产业的支柱。

3. 印第安纳州健康产业集群

印第安纳州健康产业是集群式组织模式及发展的典型代表。围绕医药制造和医疗器械制造的核心企业，印第安纳州内形成了健康产业发展完整的产业链和完善的产业制度，健康产业实现了集群式发展。一是健康产业是其第一大行业。2014 年，印第安纳州从事制药、医疗器械及设备制造、健康医疗服务以及医疗保险的人数超过 30 万，占州就业人数的 10%，在四类行业中，以健康医疗服务为最多，超过 23 万人。与健康产业相关的总就业人数近 60 万，占印第安纳州的 20%。健康产业税收占印第安纳州税收的 21%。二是支柱企业引领健康产业发展。印第安纳州健康产业的发展主要围绕两个核心企业——德布易矫形公司（DePuy Orthopaedics）和礼来（Eli Lilly and Company）公司。围绕它们的需求，供应链不断完善，供应商不断集聚，逐步建成美国重要的健康产业发展基地。三是政府大力扶持健康产业。政府采取一系列措施促进产业集群的发展，如印第安纳未来基金（Indiana Future Fund）是由政府及印第安纳州的一些著名医药企业共同出资形成的，它拥有近亿美元的资金，用以支持印第安纳乃至美国全国生命科学的发展。

（二）健康城镇

健康城镇主要包括以康养为主题的瑞士蒙特勒、印度普纳、美国太阳城、墨西哥坎昆等康养名城，在产业选择、业态创新、功能融合等方面，这些城镇已取得各具特色的成功经验。

1. 养生之都——瑞士蒙特勒

蒙特勒（Montreux），坐落在日内瓦湖和陡峭的高山之间，被誉为"瑞士的里维埃拉"。蒙特勒的气候为典型的地中海气候，四季宜人。优美的湖光山色，使这里成为日内瓦湖和阿尔卑斯山的最佳观景地，它是瑞士著名的葡萄酒产区和全球羊胎素的发源地。蒙特勒共有 11 家私立医院，拥有世界先进的诊疗技术、新鲜洁净的空气和水资源，可以享受五星级的个性化定制服务。作为羊胎素发源地的湖滨小镇，蒙特勒以此为契机，开展医疗旅游项目，服务于高端人群，至今已有 70 多年的历史。同时，随着医疗旅游的发展，小镇逐步发展建立了完善的医疗旅游配套设施，包括会所式贵宾医疗机构、五星级度假酒店、特色 SPA会所、高尔夫球场、各类运动场所以及高端购物中心等。主要客源定位于俄罗斯、中东、中国及印度等高端人员，年均 3 万外国人接受治疗，人均消费约百万瑞士法郎。

蒙特勒的发展经验主要有：一是瞄准高端客群，发展高端医疗养生；二是充分挖掘城市山人文特色，医疗机构的分布和建设与城市自然风景和人文资源交相呼应，在健康疗养之外，还以独特的视角和行程安排让顾客体验到城市自身之美；三是配套服务设施完备，形成了医疗、度假、养生、旅游的全套服务链，充分满足了高端服务市场需求；四是与各类旅行推广机构和专业医疗机构合作，吸引全球客源。

2. 心灵静修之都——印度普纳

普纳（PUNE）是印度西部的一个城市，位于穆拉河和穆塔河的交汇处，在孟买东南 140 千米，是马哈拉施特拉邦（Maharashtra）第二大城，印度马哈拉施特拉邦教育经济、文化和交通中心，普纳专区和县的首府。普纳也是国际知名的大学城，聚集了印度的高科技软件人才，有"印度小夕谷"之称。普纳之所以成为世界心灵静修之都，主要是因为这里提供了最正宗的心灵静修项目，每年吸引来自世界各国的几十万游客，是世界上最大的身心治疗和成长中心。普纳的静修项目设计包括：短期体验的课程、长期居住研究学习班、治疗或成长团体课程、因应西方宗教社会制约的西方特色课程、特别为儿童及青少年开辟的课程等。

普纳有两大瑜伽学院，一是瑜伽大师创办的艾扬格瑜伽学院，重在严谨的瑜伽教学和身体治疗；二是世界著名的冥想中心"奥修国际静心村"，主要以社区的方式进行心灵修行，提供上百种冥想方法。

同时，普纳还配套建设了国际公寓、商务设施、康体设施和疗养设施等，有巨大的消费市场。普纳的特色在于：一是以印度瑜伽文化为基础，延伸各类哲学、静修、身体疗养以及社区交友等活动，形成特色度假旅游体验产品；二是借助大师品牌强化旅游吸引力，并以社区形式把游客的关联消费留在当地；三是建设多元大学，提供个案治疗、课程研修与团体活动，并带动周边产品快速发展。普纳的特色服务，使得年客流量达到 20 万以上，且以居住一个月以上的客流为主，年收入规模约 30 亿元人民币。

3. 退休疗养之都——美国太阳城

美国太阳城（Sun City）是美国较大的专供退休老人居住和疗养的城市，始建于 1961 年，坐落在佛罗里达西海岸。20 世纪 50 年代，美国太阳城曾经是半沙漠的棉田。1960 年由 Del Webb 公司开发建设，经过 20 年的发展基本建成。拥有 1200 亩（1 亩 ≈ 666.67 平方米）的高尔夫球场，周边有 Lake Pleasant 地区公园，White Tanks 地区公园以及亚利桑那原始人生活历史博物馆。太阳城的政策和建筑等设施均以方便老人生活为出发点,且规定所有居民必须在55岁以上,还规定最高车速不超过50千米/小时,建筑严格按照老年人的需求设计,大部分为独栋和双拼,还有少量多层公寓、独立居住中心、生活救助中心、生活照料社区和复合公寓住宅。

太阳城的特点在于:一是环境氛围适宜老人,阳光充足、气候宜人,设计合理,处处以方便老人为第一宗旨。二是设施完备、档次分明。城区除了拥有几所大的专为老人服务的综合性医院外,心脏病中心、眼科中心等数百个医疗诊所遍布大街小巷,疗养院和老人照顾中心合理分布。三是社区内很多公共服务由老年志愿者担当。

4. 滨海养生之都——墨西哥坎昆

坎昆(Cancun)位于加勒比海北部,墨西哥尤卡坦半岛东北端,常住人口超过80万人。这里不仅有海滨休疗必需的3S(阳光、沙滩、海洋),而且在地形上还是罕见的有外围海围绕优势内抱水面的满环形半岛,具备包括度假别墅、五星级酒店群、现代商业中心、众多的酒吧等配套齐全的设施。坎昆还是众多国际会议的举办地点。其主导产业包括:气候养生、水疗养生、运动养生、海钓静心养生和食疗养生等,年均接待游客月1000万人次,旅游总收入超过80亿美元。

在开发模式上,坎昆遵循的是"古老文明"和"现代休闲"的有机结合。在开发度假设施的同时,发掘和整合当地传统文化(以玛雅文化为中心)旅游资源来丰富和提升度假旅游产品。其主要打造的功能有:高端滨海养生度假、休闲度假、玛雅文化体验、国际会议(世界贸易组织坎昆会谈)等。

二、国内发展情况

(一)主要健康产业园区

1. 苏州环球国际健康产业园

苏州环球国际健康产业园(SIHP)是目前中国唯一一个以健康产业链整合概念为主题的国际化行业园区。SIHP已形成由北京大学、中国疾病控制中心和中国营养学会等学术团队提供技术支持和专业性服务、商务部医药保健品商会及中国保健营养理事会提供营销策划等服务的中国最重要的健康产品加工与科研基地和中国最重要的健康产品营销物流枢纽。

2. 天津健康产业园

园区以天津中医药大学、天津医科大学国际医学城、天津体育学院和天津体育中心为核心，依托区域优美的滨水生态环境，打造集体育休闲、科研教育、医疗康复、生态居住以及旅游度假等配套服务于一体的可持续发展的互动式产业链条，建设具有国际水准的健康产业示范园区。园区总占地22.55平方千米，包括北部生活配套区和南部产业园区。

3. 北医健康产业园

园区是一个集产品研发、中试孵化、生产制造、国际物流、国际营销、国际培训、国际旅游等于一体的综合产业园，包括集团办公总部大楼和教育培训中心，现代化、信息集成化的生产和物流中心，配备世界一流设备的研发质检中心及生命医学研究中心等。园区定位为国际领先、国内一流的生物医药研发基地，展现科技北京的重要窗口，中国创新药物研发基地典范。

4. 南京国际健康产业园

园区是南京市重点都市产业园。占地面积20万平方米。园区以健康养生服务为主题，以商务办公、高端医疗保健、产品研发和孵化为主要功能定位。其中高端医疗保健主要包括：服务高端人群的第三方体检；以数字家庭健康网络为支撑的老中医专家门诊；以药膳、针灸、推拿、刮痧为主的传统中医养生保健；以瑜伽、气功、心理疾病治疗服务为主的现代心理卫生保健以及中医保健培训等。

5. 成都国际医学城

园区以健康医疗为产业发展核心，以健康旅游为产业发展动力，以健康商务为产业发展配套，拟打造成为亚洲规模最大、功能布局最为完善的现代医疗健康产业园区。园区整合了医疗健康业上下游资源，从生物研发、健康预防、医学检测、高端治疗、综合康复到最后医疗旅游。园区的健康医疗以高端治疗、医学检测、康复疗养、教育研发为主，健康旅游部分聚集旅游观光、健康养生、中药种植等方面，健康商务板块则提供相关的培训中心、中介机构、高端居住、餐饮娱乐等服务。

我国代表性的城市健康产业园区发展情况见表9-1。

表9-1 我国代表性的城市健康产业园区发展情况

园区	规模	定位	功能分区	政策	运作模式	发展现状及优势
江苏泰州国家医药城	25平方千米	研发、生产、交易、医疗卫生四大板块的功能开发区。国内最优的医药研发区、国际化的现代医药制造区、亚洲最大的医药健康会展交易区、特色鲜明的医药健康医疗集聚区、国内最大医药CRO产业基地	科研开发区、生产制造区、康健展交易区、医疗教育学区及综合配套区六大功能板块	我国唯一的国家级医药高新区，也是我国最完善的生物医药产业链的健康产业聚区	从引进研发机构和创新成果入手，通过搭建科技服务平台，在创新成果转化中实现产业化	目前已集聚国内外知名大学和医药研发机构50多家，国内外300多个产业化项目。城内有亚洲规模最大的综合干细胞库、纳米生命医学研究院等
徐汇枫林生命科学园区	6平方千米	融健康、科技为一体的生物医学城、国家级药物实验研发中心、中国生物技术学术中心（上海中心）、国家专利技术上海生物医药示范交易中心	由东部枫林地区、西部漕河泾开发区组成	中国生物医药产业基地扩展区、国家科技兴贸创新基地	遵循"政府引导、社会参与、市场运作、企业管理"的开发化管理原则	枫林地区是上海医疗资源和研发力量最为集中的地区
武汉中国健康谷	约5平方千米	集生命科学探索、临床研究和生物技术创新的功能区，中国生命科学研究的高地，生物医药服务的摇篮，临床服务创新药的集聚区	同济健康社区，包括同济医院以及健康园；合众人寿健康社区，包括国药养生城、养老城、国际医学研究城	属于武汉综合配套改革试验区	政府主导功能定位，医疗资源整合及规划引导，项目开发实行市场化运作	具有优越的山水自然资源和便捷的交通及区位优势

园区	规模	定位	功能分区	政策	运作模式	发展现状及优势
成都国际医学城	31.50平方千米	以健康服务业为主导的、多产业共生的国际化现代服务产业新区	医疗产业区、康复养生区及商务配套园三大功能板块	属于温郫都国家级生态示范区腹心地带	采用"A平台+B公司"的市场化专业合作运作模式	属于温郫都国家级生态示范区腹心地带
浏阳生物医药产业园	14平方千米	涵盖了生物制药、化学制药、中成药等多门类、特色鲜明	核心区分为研发区、企业孵化区、生产加工区、物流中心区及绿化广场、生活服务区、管理及配套设施区	属于长沙国家生物产业基地	把浏阳生物医药园建设成股份制园区,当作品产经营	2010年实现产值150亿元、税收20亿元,努力成为中部崛起的示范窗口,朝国家级生物医药园区迈进
遵义市医药健康养生产业园	13.98平方千米	集医药、健康、医疗保健服务、商务会展、医药培训、文化体验、养生养老、健康管理服务、中药材种植观光旅游为一体的产业园	包括三大板块:药品生产基地和医药产品现代物流交易中心、中药材种植观光基地和中药(苗药)会展中心、健康旅游基地和养生小镇	是全省重点打造的"100个产业园区成长工程"特色产业园培育园区	遵循"政府引导、社会参与、市场运作、企业化管理"的开发原则	百花医药、廖元和堂、万胜制药等企业已入驻,完成"七通一平"

（二）健康小镇

随着我国社会发展和人们生活水平的提高，城乡居民健康意识逐渐增强。尤其是 2015 年中共中央国务院印发《"健康中国 2030"规划纲要》，把健康推向一个新的高度，为健康产业的发展提供了有力支持，在新时期、新形势下，为康养特色小镇的开发建设指明了方向。与此同时，浙江、湖北、湖南、四川、重庆等地相继提出要打造以康养产业为核心，融合制造、旅游、文化、生态等多样化功能的康养小镇。

1. 浙江临安颐养小镇

临安颐养小镇坐落在临安市锦南新城，是天目医药港三大功能区块之一，规划面积 3.13 平方千米，东起天目路南延，西至万马路、卦畈路一带，南邻 G56 高速，北达锦溪沿线。临安颐养小镇的主要优势有四个：

其一，区位优势。小镇距 G56 高速临安出口仅 1 千米，距萧山国际机场和上海市区分别为 1 小时和 2 小时车程，2019 年即将通车的杭州地铁 5 号线临安起点站就在小镇旁。"十三五"期间，杭州地铁 3 号线西延、杭州二绕等项目将同步建设，加上杭州西部交通枢纽的规划建设，届时小镇将与杭州主城区全面融合。

其二，生态优势。小镇坐落在临安城区南部一块天然绿地中，四周环绕着低丘缓坡、青山翠谷，植被覆盖率在 90% 以上，是养生养老、康复休闲、发展健康服务业的上佳之地。

其三，产业优势。除了有亿帆鑫富、大冢制药、华东医药等大型药企以外，杭州医学院即将落成并对外招生。来自"药都"武汉的人福医药将在小镇打造华东总部，除了开展自己的老本行外，还将向健康产业拓展，并建设临安市新中医院。

其四，人文优势。临安除了是彭祖的隐居地，还是武肃王钱镠的出生地和归息地，吴越文化悠远绵长。钱氏家族，群贤辈出，"族根"就在临安。杭州医学院、浙江农林大学、杭州电子科技大学信息工程学院等高校，落户青山湖科技城的香港大学浙江科研院等 46 家科研院所、企业研发中心近在咫尺，为小镇建设提供了强大的智力支持和人才资源。

临安颐养小镇的主导产业和功能：一是以大健康理念为核心，坚持绿色发展、特色发展，以提供大众健康供给侧需求为出发点，重点突出以健康管理、康复护理、健身康体、养生养老等"治未病"为特色的健康服务业；二是以人才集聚和科研创新为支撑，逐步形成"医养结合、以医助养、以研促医"的"医、养、研、产"四位一体发展模式，促进产业转型升级和产城融合发展。

2. 湖北武当山宗教文化养生小镇

武当太极湖位于湖北省西北部的武当山北麓下，依托世界遗产中国道教圣地武当山和亚洲最大的人工湖丹江口水库，在蓄水后的丹江口水库（中国南水北调中线工程调水源头）筑坝形成一片湖面。重点打造的有武当太极湖、郧县郧阳岛和淅川丹阳湖三个生态文化旅游区。其中，武当太极湖生态文化旅游区项目占地 80 平方千米。武当山太极湖小镇由太极湖新区和太极湖旅游区组成，太极湖新区重点发展的是旅游发展中心、武当国际武术交流中心、太极湖医院、太极湖学校和高档居住区等项目；太极湖旅游区包括旅游度假板块、水上游览板块和户外休闲板块，重点建设太极小镇、武当山功夫城、老子学院、山地运功公园、武当国际会议中心等项目，是集旅游观光、休闲娱乐、养生养老、度假于一体的综合度假区。

3. 湖南温泉度假养生小镇

湖南温泉度假养生小镇位于湖南宁乡灰汤镇，总面积 48 平方千米，泉水水温高达 89.5 ℃，是中国三大著名高温复合温泉之一，已有 2000 多年的历史。温泉区占地 8 平方千米，温泉水量丰富。小镇是以温泉这一独特的核心资源，发展"温泉+"特色产业，包括温泉+养生、温泉+会议、温泉+运动等，打造成为健康、养生、休闲娱乐等温泉养生特色小镇。目前，小镇围绕"温泉+X"，已开发建设有温泉酒店、温泉游泳馆、高尔夫练习场等各种休闲建设设施、疗养体检中心等，是集温泉养生、运动休闲、会议培训、健康体检于一体的温泉小镇。湖南温泉度假养生小镇的特点在于，天然温泉资源是小镇的核心亮点，同时以温泉为基础，发展温泉+酒店、温泉+会议、温泉+运动等特色产业。

4. 江苏医养结合小镇

江苏医养结合小镇是依托医药产业/医药文化发展医药产业，推动健康养生、休闲度假等产业发展的医养特色小镇。小镇位于江苏大泗镇的中药科技园，占地 1240 亩，总投资 4 亿元。小镇以中药科技园为核心，打造"1+3+X"的发展体系，1 为中药科技园；3 指休闲娱乐、中药养生、医疗器械产业三大健康产业；X 为舞台文化、养老、生态农业等多个配套产业，打造中药文化、养生文化、旅游文化的平台。小镇的特色在于，生态环境和高质量老年客户基础，建设颐乐学院和雅达国际康复医院为核心配套，形成居医养的特色养老体系。

三、主要经验

一是促进大健康产业与科技研发、技术创新等多领域的有机结合。国外的迪拜健康城、瑞士达沃斯、印第安纳州健康产业集群和国内的苏州环球国际健康产业园在发展中的一个共同特点就是采取最新科技技术，如互联网+和大数据技术，把大健康产业的各领域有机地结合在一起，努力构建大健康产业全产业链，使之互为依托、优势互补，开创了大健康产业的国际化、高端化、现代化，集"医、药、养、学、研"的一体化新型服务模式，这是对大健康产业发展的创新与突破。

二是重点扶持大健康产业的龙头企业加快发展。无论是中国还是国外的产业管理部门，均有一个共同点，通过为园区引进在健康产业中具有较强实力的龙头企业，积极打造其在本行业的领军能力，再通过龙头企业的号召力吸引一批行业的中下游企业来园区配套建设发展，最终形成本地区大健康产业全产业链的行业布局。

三是政府出台扶持政策促进大健康产业发展。作为新兴产业，大健康产业的投资具有投资规模较大、科技含量较高、投资风险较大的特点，同时，大健康产业具有一定的社会公益性。因此，国内外代表城市的政府往往在健康产业发展初期和中期，出台系列产业扶持政策，为大健康产业企业的迅速发展提供重要的初始条件。

四是健康产业发展载体的打造要按照自身特色确定开发类型。国内外康养小（城）镇的发展实际表明，康养小镇的开发要与当地特色资源相结合。如现有景区或景区周边有宗教文化基础，适合做宗教文化型康养小镇开发；有长寿文化基础，倡导食养、药养等健康养生，适合做长寿文化康养小镇开发；有温泉这一核心资源，适合做温泉型康养小镇开发。同时，要注重特色资源的挖掘，如：对于无明显特色资源的小镇，要进行康养小镇开发，必须进行特色植入。这类型一般仅适合长寿文化型、生态养生型，医养结合型或养老小镇型开发。生态养生型要求小镇有较好的环境基础，后期要改善和维护小镇生态环境，同时培育和引导养生养老产业进驻，发展养生产业，进行生态养生型开发；医养结合型需导入医药产业，形成医药种植产业链或形成医药产业园等。

五是要强化产业的融合和多元化发展。产业是康养小镇的魂。康养小镇必须强化康养主题，进行多元化开发。要把产业的培育作为康养小镇打造的前提，既要关注康养产业自身发展，又要推动康养产业与旅游、文化、互联网、会展、教育等周边产业的多元化、多角度融合。以健康养生、休闲养老度假等健康产业为核心，进行休闲农业、医疗服务、休闲娱乐、养生度假等多功能开发，即通过"康养+农业""康养+制造""康养+医疗""康养+科技""康养+旅游""康养+运动""康养+教育""康养+会展"等特色产业的融合叠加，逐步延伸拓展康养小镇产业链条，形成"康养科技+康养服务+康养制造"的产业集群，形成主导产业特色鲜明、集群式发展的康养小镇。

六是在建设中要以市场化为主导整体运营管理。康养小镇的运营不能由政府大包大揽，要坚持企业主体的市场化运营管理。要发挥政府的引导作用，重点在顶层设计、制度建设和执法治理，如进行产业培育、营造制度环境、建设基础设施、提供公共服务、加强社会治理等。要充分发挥市场在资源配置中的决定性作用，坚实市场化运作，凸显企业在项目投资、运营、管理、资源整合等方面的主体地位。同时，要积极引进社会力量参与康养小镇建设，如通过创新融资模式，积极应用债券融资、融资租赁、基金、资产证券化、收益信托、PPP 融资等融资路径，吸引社会资源广泛参与康养小镇建设，以市场化机制推动特色小镇建设。

第四篇　我国大健康产业发展战略路径研究
——以重庆市为例

　　作为我国中西部地区唯一的直辖市，重庆市区位优势突出，战略地位重要，是西部大开发的重要战略支点，处在"一带一路"和长江经济带的联接点上，在国家区域发展和对外开放格局中具有独特而重要的作用。当前，重庆在国家区域发展和对外开放格局中的地位作用更加凸显，正在成为祖国西部地区的重要增长极。面向未来，重庆始终坚持"崇尚创新、注重协调、倡导绿色、厚植开放、推进共享"的总体要求，加快建设西部创新中心、内陆开放高地、国家重要现代制造业基地和国家重要中心城市。

　　围绕这一发展目标，重庆把生物医药确定为十大战略性新兴制造业之一，把化学医药作为"6+1"支柱产业之一，把大健康产业作为十大战略性新兴服务业之一。可以说，健康产业的发展已成为提升重庆市制造业整体实力、发展壮大战略性新兴产业和保障全民健康的重要抓手。大健康产业与周边产业融合发展，新一代信息技术和理念的嫁接融合，共同推动大健康产业快速发展，对于提升重庆制造业核心竞争力，强化重庆对周边地区辐射带动能力，贯彻落实"健康中国2030"战略，打造国家重要中心城市意义重大。

第十章　重庆市大健康产业发展现状与问题

一、发展现状

经过多年发展，重庆市大健康产业已具有一定的产业基础，总体规模不断扩大；涌现出多家发展较快、前景较好的行业龙头企业；部分领域优势突出，具有较高的市场占有率。

1. 医药制造快速壮大

2015 年重庆市医药制造业实现规模以上总产值 561.16 亿元，比 2014 年增长 41.44%，占全市规模以上工业总产值比重由 2010 年的 1.97%上升至 2.62%。其中，规模以上医药企业达到 143 户，实现工业总产值 525.9 亿元，是 2010 年的 2.8 倍，占全市工业的比重从 2010 年的 1.4%提高到 2015 年的 2.3%；利税总额 74 亿元，年均增长 25%，产值规模排位居全国第 18 位，比 2010 年提高了 5 位。（见图 10-1）

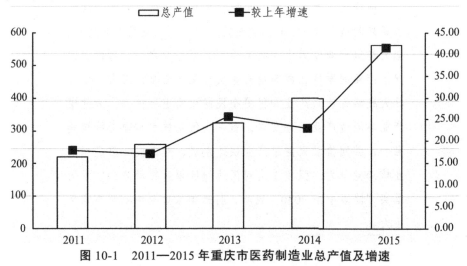

图 10-1　2011—2015 年重庆市医药制造业总产值及增速

数据来源《中国工业统计年鉴 2015》及《重庆市 2015 年统计公报》。

从行业结构看，化学药快速增长，行业结构不断调整优化。2015 年，重庆市规模以上化学药行业实现总产值 202.4 亿元，产值规模首次超过中药，成为重庆市医药产业发展第一大支柱。其中，原料药总产值占比上升至 22.1%，比 2014年提高了 3 个百分点；化学药品制剂制造占比达到 16.4%。中成药总产值达到199.9 亿元，占比达到 38%。兽药、医疗器械、生物药逐步成为新的增长极。其中，兽药、医疗器械及耗材、生物药品总产值分别达到 48.5 亿元、43.7 亿元、31.4 亿元，占全市医药工业的比重分别提高到 9.2%、8.3% 和 6%。（见图 10-2）

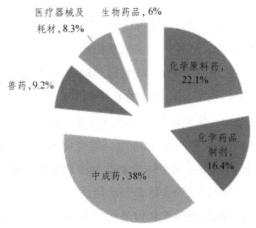

图 10-2　重庆市医药制造业行业结构

数据来源：重庆市工业和信息化发展白皮书 2016。

从企业结构看，重点企业主体作用明显，企业结构逐步完善。全市现有亿元以上医药工业企业 92 户，比 2010 年增加 49 户，完成工业总产值 495.1 亿元，占全市的 94%。其中，50 亿元级龙头企业从无到有，达到 2 户；10 亿元级骨干企业增加了 5 户，达到 8 户；5 亿元级重点企业达到 26 户，新增了 21 户；年产值上亿元的 56 户。（见表 10-1）

表 10-1　重庆市医药制造业企业结构

能级	性质	数量	名录
50 亿元级	龙头	2	太极集团、天圣制药
10 亿元级	骨干	8	天地药业、药友制药、华森制药、博腾制药、华兰生物、慧远药业、金山科技、科瑞制药
5 亿元级	重点	26	略
1 亿元级	一般	56	略

从医药产品看，重点品种快速发展，市场竞争力不断增强。426个药品制剂和213个医疗器械重点品种2015年共完成销售产值291亿元，占同领域品种产值的90.5%，是发展的主体。其中，亿元以上药品制剂54个，比2010年增加近30个；十亿元级品种实现零的突破，达到3个。

2. 健康体育加速发展

当前，重庆市体育健康产业已步入加速成长轨道，产业规模迅速扩大，结构布局日益优化，发展质量和效益不断提升，初步形成了以体育用品流通和制造为主体，竞赛表演、场馆服务、健身休闲、体育彩票等多点开花的发展格局。

产业规模迈上新台阶，产业门类实现新拓展。2014年，全市体育产业实现总产值222.17亿元，较2013年增长14.71%；体育产业增加值达到110.69亿元，较2013年增长15.39%，占全市GDP的0.78%，高于全国0.64%的占比，体育产业年均增长超过15%，高于同期全市经济增速。体育用品制造与批发零售蓬勃发展，对产业增加值的贡献度超过60%。健身休闲、场馆服务等体育服务业增长快于体育制造业，初步形成了体育制造与体育服务协调发展、传统产业门类与新兴产业门类并行增长，涵盖体育用品制造与流通、组织管理、场馆服务、健身休闲、中介培训、场馆建筑等领域的相对齐全的体育产业体系。

2014年重庆市体育产业增加值行业构成见图10-3。

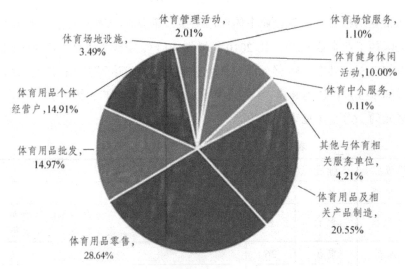

图10-3 2014年重庆市体育产业增加值行业构成

市场主体实力显著增强，从业队伍逐步扩大。2014年，全市体育产业单位2.78万家，比2009年增长了2.4倍。从业人员14.67万人，比2009年增长了近4倍。2988家体育用品制造企业初步形成上下游产业链配套，1.89万家体育用品贸易单位构建起比较健全的产品销售网络，3300多家健身休闲业单位不断创新服务形式，各类市场主体活跃发展，为满足城乡居民体育需求提供了较好支撑。

重庆市体育产业从业人员分布见表10-2。

表10-2 重庆市体育产业从业人员分布

行业指标	从业人数/人	占比/%
体育用品零售	57 623	39.29
体育用品个体经营	37 696	25.70
体育用品及相关产品制造	25 772	17.57
体育场馆服务	1560	1.06
体育健身休闲	4572	3.12
体育管理	2588	1.76
体育场地设施	4048	2.76
其他	12 818	8.74
合计	146 677	100

数据来源：重庆市体育局。

产业基础持续夯实，发展环境持续优化。2014年，全市人均体育消费达到363.42元，高于全国人均140元的平均水平。38个区县（自治县）及万盛经济技术开发区均建有大型体育场馆并免费或低收费向社会开放，全市人均体育场地面积达到1.37平方米，经常参加体育锻炼人数达到1100万人。设立了重庆市体育产业发展专项资金，成功申报涪陵区、万盛经济技术开发区为国家体育产业联系点，为全市体育产业发展创造了良好的基础条件。重庆国际马拉松赛、世界杯攀岩赛（重庆站）、环中国自行车赛（重庆站）、长寿湖国际铁人三项邀请赛等精品赛事影响力不断增强，吸引了众多体育爱好者参与，对全市体育产业发展形成强力牵引。先后出台了《重庆市人民政府关于加快发展体育产业促进体育消费的实施意见》（渝府发〔2015〕41号）、《重庆市体育局等九部门关于加强和改进大型体育场馆运营管理的实施意见》（渝体〔2014〕402号）、《重庆市体育局购买公共体育服务实施细则》（渝体〔2015〕349 号）、《重庆市体育产业专项资金管理办法》等政策文件，为激发体育消费、促进体育产业发展提供了良好的政策环境。

3. 健康服务势头强劲

健康服务业主要包括医疗服务、健康管理与促进、健康保险以及相关服务，其辐射面广，吸纳人员多，拉动消费作用明显。近年来，重庆市健康服务业企业发展步伐不断加快，总体规模日益壮大，发展势头强劲。

企业增长迅速，经营状况良好，就业带动力强。2015 年，全市规模以上健康服务业企业法人单位 621 个，排全国第 12 位，在西部地区排名第 2 位，仅次于四川。企业总量比 2014 年增加 93 个，排在吉林、新疆、江西、福建、陕西之后，位居全国第 6 位。实现主营业务收入 821 亿元，排全国第 11 位，比 2014 年增长 16.2%，比全国增速高 3.2 个百分点。从业人员达到 6.43 万人，与全国平均水平持平，排在全国第 14 位。（见表 10-3）

表 10-3　2015 年重庆市健康服务业规模以上企业相关指标

单位：个、万人、亿元、%

地区	单位数	从业人员	主营业务收入	资产总计
全国	17 108	199.39	26 743.48	21 022.61
重庆	621	6.43	820.92	524.58
重庆占比	3.63	3.22	3.07	2.50
重庆排名	12	14	11	12

数据来源：重庆市统计局。

从各个细分行业看，2015 年，全市规模以上医疗服务业企业 178 个，健康管理与促进服务企业 24 个，其他与健康相关服务企业 419 个，分别比 2014 年增长 50.8%、118.2%、5%，占全部规模以上健康服务业企业比重分别为 28.7%、3.9%、67.5%（见表 10-4）。其他健康相关的服务企业占比接近七层。其他与健康相关的服务企业中，提供与健康相关产品批发、零售服务的企业数量较多，分别占全市总量的 41.5% 和 25.8%，集中体现在西药批发、重要批发、医疗用品和器材批发、药品零售方面。

表 10-4　2015 年规模以上健康服务业企业各领域情况　　　单位：个，%

类别	单位数	同比增长	比重
合计	621	17.6	100
医疗卫生服务	178	50.8	28.7
#医院服务	170	53.2	95.5
基层医疗卫生服务	5	0	2.8
专业公共卫生服务	3	50	1.7
健康管理与促进服务	24	118.2	3.9
#健康科学研究和技术服务	6	50	25
社会健康服务	6	—	25
体育健身服务	10	66.7	41.7
健康咨询服务	2	100	8.3
健康保险和保障服务	0	—	—
其他与健康相关的服务	419	5	67.5
#健康相关产品批发服务	258	5.3	61.6
健康相关产品零售服务	160	4.6	38.2
健康设备和用品租赁服务	1	0	0.2

数据来源：重庆市统计局。

从分布上看，规模以上健康服务业企业主要集中在都市区。2015 年，重庆主城九区集聚了全市 51%的规模以上健康服务业企业，吸纳从业人员 4 万余人，城市发展新区占比为 24.3%，渝东北地区占比为 18.8%，渝东南地区占比仅为5.8%。健康服务业企业涉及的 26 个行业小类中，都市区涉及 23 个，城市发展新区涉及 17 个，渝东北涉及 11 个，渝东南涉及 7 个。（见表 10-5）

表 10-5　规模以上健康服务业企业分布情况　　　单位：个，%

区域	单位数	比重	涵盖类别
全市	621	100	26
主城九区	317	51	23
渝西地区	151	24.3	17
渝东北地区	117	18.8	11
渝东南地区	36	5.8	7

数据来源：重庆市统计局。

说明：主城九区包括渝中区、大渡口区、江北区、沙坪坝区、九龙坡区、南岸区、北碚区、渝北区、巴南区；渝西地区包括涪陵区、长寿区、江津区、合川区、永川区、南川区、綦江区、大足区、璧山区、铜梁区、潼南区、荣昌区；渝东北地区包括万州区、开州区、梁平区、城口县、丰都县、垫江县、忠县、云阳县、奉节县、巫山县、巫溪县；渝东南地区包括黔江区、武隆区、石柱县、秀山县、酉阳县、彭水县。

4. 体制改革全面推进

县级公立医院改革实现全覆盖，城市公立医院改革稳步实施，破除以药补医、理顺医疗服务价格、充分调动医务人员积极性等重点环节积极推进。基层卫生综合改革继续深化，岗位管理、公开招聘、职称评聘、绩效分配等机制不断完善。优化卫生资源配置，合并组建重庆市人民医院。基本药物制度不断完善，建成国内首家药品交易所。全市城乡居民参保率稳定在 95% 以上，城乡居民医保政府补助标准提高到年人均 380 元。人口健康信息化稳步推进，全市人口信息覆盖率达 98%，市级区域卫生信息平台在全国首个通过国家"省级卫生信息平台 3A 认证"。

5. 互联网+医疗快速发展

按照《国务院关于积极推进互联网＋行动的指导意见》和《重庆市"互联网+"行动计划》，围绕"方便看病就医，降低医疗费用，支撑分级诊疗，实现健康管理"的目标，初步构建了以"市—区县"两级区域卫生信息平台为核心，面向公众服务、面向行业机构服务、面向政府与社会监督服务的三级卫生信息网络服务体系。依托全市人口健康信息平台在平台、数据和业务方面的资源整合，"互联网+预约诊疗、互联网+健康查询、互联网+远程医疗、互联网+公共卫生"等"互联网+医疗"服务快速拓展。

二、主要问题

1. 产业规模小，结构尚不合理

重庆市健康产业虽有一定的产业基础，但产业规模总量偏小。从全国范围看，2015 年全市医药制造业销售产值仅为山东省的 1/10，占全国的 1.62%，在全国排名第 18 位。体育产业增加值仅占重庆市 GDP 的 0.78%，与体育发达国家 1%～3%的平均水平差距较大，产业规模不及福建、江苏等体育产业发达省份的 1/10，增加值不足 1/6。规模经济效应尚显不足，健康产业总量提升空间巨大。健康养生养老与健康旅游产业尚处于培育阶段，高附加值、体现资源优势的健康服务业发展相对滞后，健康中介服务尚处于起步阶段，健康护理、美容化妆品等产业发展缓慢。专门从事健康保险和保障服务的法人企业尚未实现零突破。产业服务能力与全市健康需求存在较大差距，企业梯队建设与产业集群发展有待完善，健康产业链关联度较低，高附加值产业链尚未形成，产业化程度不够，技术突破和模式创新任重道远。

各省市医药制造业销售产值及占比见表 10-6。

表 10-6　各省市医药制造业销售产值（当年价）及占比　　单位：亿元，%

地区	总额	占比	地区	总额	占比
山东	3736.40	16.10	天津	466.11	2.01
江苏	3048.67	13.14	重庆	375.25	1.62
河南	1671.09	7.20	广西	356.20	1.54
吉林	1550.62	6.68	黑龙江	337.05	1.45
广东	1290.76	5.56	贵州	313.32	1.35
四川	1125.59	4.85	内蒙古	280.48	1.21
浙江	1098.68	4.74	云南	251.85	1.09
江西	995.16	4.29	福建	234.34	1.01
湖北	956.59	4.12	山西	166.24	0.72
湖南	787.56	3.39	海南	115.99	0.50
辽宁	766.69	3.30	甘肃	109.80	0.47
河北	708.95	3.06	青海	62.51	0.27
北京	641.39	2.76	宁夏	30.15	0.13
安徽	624.85	2.69	新疆	28.46	0.12
上海	584.83	2.52	西藏	10.79	0.05
陕西	473.88	2.04			

数据来源：根据《中国工业统计年鉴 2015》数据计算。

国内部分省市体育产业对比见表 10-7。

表 10-7　国内部分省市体育产业对比

省市	年份	增加值/亿元	占 GDP 比重/%
江苏	2013	626.16	1.09
浙江	2013	321.76	0.85
上海	2011	112.42	0.59
成都	2015	140.42	1.3
重庆	2014	110.69	0.78
广州	2014	311.11	1.86
武汉	2014	213.37	0.78

数据来源：各省市体育局网站。

2. 创新能力弱，产业层次不高

大健康产业是典型的高投入、高产出、科技含量较高的行业，需要稳定、持续、足量的研发投入。重庆市大健康产业，特别是医药制造业创新能力不强，导致大健康产业层次较低。

（1）产业创新能力不强。研发投入不足，中高端人才不多，关键核心技术对外依存度较高。2015 年，重庆市医药制造业规模以上企业中，有研发机构的仅占 38%，有 R&D 活动的不足 50%，R&D 经费内部支出仅占规上工业企业的 5%，有研发活动的企业研发投入大多不到 3%，相当一部分企业在 1%以下。有效期内生物与新医药技术的高新技术企业仅 77 家，且 65%的企业分布在主城九区。多数企业没有自主知识产权。由于起步较晚，重庆市高校和科研院所中健康领域高层次研发人员也较为缺乏。原始创新能力不强，高质量创新成果少。同时，重庆市行业内科技公共服务平台数量较少，层次较低，服务领域狭窄。

（2）产业层次不够高。优质中药材资源利用不充分，开发深度不够，多数处于简单粗加工的低端环节，利用现代技术开发中药保健品、药用辅料、中药饮片等高附加值环节依然薄弱。医药制造处于产业链前端和价值链中端，高端药品、保健品和智能化医疗器械等研发投入不足。医疗服务、健康管理与促进、健康保险等健康服务业发展滞后。社会资本投资渠道不畅，产业融资方式单一，资本市场运作尚未成熟。

有效期内生物与新医药技术的高新技术企业分布见表 10-8。

表 10-8　有效期内生物与新医药技术的高新技术企业分布

区域	数量	占比	分布
都市区	50	65	北部新区（14）、高新区（13）、南岸区（9）、北碚区（5）、江北（4）、大渡口（2）、渝北区（1）、巴南（1）、渝中（1）
城市发展新区	16	21	长寿（6）、合川（3）、荣昌（3）、涪陵（3）、万盛（1）
生态区	11	14	酉阳（2）、忠县（2）、万州（2）、黔江（1）、石柱（1）、秀山（1）、垫江（1）、云阳（1）

数据来源：《重庆科技统计年鉴2015》。

3. 政策支持

在健康中国战略背景下，广东、浙江、贵州、广州、宁波、深圳、成都等省市均出台了健康产业发展规划或实施计划，明确了本地区大健康产业发展的重点领域、空间布局、领导机构和支持政策。同时，苏州国际健康产业园、江苏泰州国家医药城、武汉中国健康谷、成都国际医学城等健康产业园区纷纷设立并加快建设。与此同时，重庆市尚未出台针对大健康产业的促进政策、发展规划以及产业引导目录，产业发展、政策支持、园区建设等方面明显滞后于国内健康产业较为发达的省市。另外，医药制造、健康服务、基层卫生等行业内，既懂技术又善管理的人才严重缺乏。行业管理多头，科学的管理运行机制尚不健全，行业审批与管理主体多元化，多头管理与缺位错位现象时有发生。

三、重大机遇

1. 产业新变革增强发展新动力

以网络技术、信息技术、生物技术、新材料和新能源技术为主要内容的世界性新技术革命不断取得突破性进展，尤其是"中国制造2025"和"互联网+"时代的来临，现代信息技术已经全方位渗透、融合到轻工业的各个行业、各个企业、各个产品中。在积极应对产业新变革过程中，大健康产业，尤其是加快制造业的转型升级进程将明显加快，重构生产制造、重构商业模式、重构价值体系、重构行业形象，推动行业的价值跃升，将成为健康制造业下一步的发展重点和根本动力。

2. 国家新战略拓展发展新空间

"一带一路"倡议和建设长江经济带重大决策部署的实施，把我国经济的影响力扩展至中亚和欧洲大陆、东南亚和印度洋，为中国企业走出去提供了向东向西开放、引进发达国家和地区先进适用技术、承接沿海地区轻工业产业转移、深化产业分工合作、拓展海外市场的重要通道和平台。新一轮西部大开发、成渝城市群等战略的深入实施，为重庆健康产业的发展创造了广阔的空间。同时，2016年8月审议通过的"健康中国2030"规划纲要，将"健康中国"上升为国家战略，明确了我国今后15年推进健康中国建设的行动纲领，首次把树立"大健康"理念，引导和支持健康产业加快发展，上升到事关"两个一百年"奋斗目标和实现中华民族伟大复兴中国梦的战略新高度。顺应"健康中国2030"战略在国家战略指引下，重庆市大健康产业必将进入快速发展的重大机遇期。

3. 消费新需求带来发展新机遇

随着重庆市及周边地区城乡居民生活水平的大幅提高和生活方式的快速转变，市民的健康意识整体增强，健康观念由以治病为主向以预防为先、两者并重转变，健康需求由单一的医疗服务向疾病预防、健康促进和康复等多元化服务转变，养生、养心、养老等保健需求快速增加。伴随城镇化进程和城乡居民生活节奏逐渐加快，亚健康人群和老龄化问题逐渐凸显，催生了医疗产品、保健用品、营养食品、医疗器械、保健器具、休闲健身、健康管理、健康咨询等健康需求的快速增长。追求健康的饮食、未病预警、养生休闲、健康旅游等成为当代居民的新时尚和新需求，为涵盖健康制造、健康服务、健康管理等领域的大健康产业的快速发展带来了巨大机遇。

4. 现代新技术提供发展新方向

当前，生命科学研究、生物技术发展不断取得重大突破，全基因组检测与基因治疗、干细胞治疗、3D细胞打印技术等有望率先实现产业化，并将为新阶段人类生命健康需求提供新手段、新途径。信息技术加速发展，云计算、超级计算、大数据等技术水平不断提升，为发展健康产业提供了强大的信息技术支撑。随着生物技术与信息技术相互渗透融合、体制机制不断创新突破，基因检测、远程医疗、个体化治疗等健康服务新业态和新模式层出不穷，重庆市健康产业将迎来蓬勃发展的战略机遇期。

第十一章　重庆市大健康产业发展战略思路

一、基本思路

加快推动重庆市大健康产业发展，必须紧紧围绕"健康中国 2030"规划纲要的总体要求，坚持以人民为中心的发展思想，在准确判断自身资源、自身潜力和发展机遇的基础上，按照大健康产业发展的一般规律，提出重庆市大健康产业发展的重点业态、发展模式、空间格局和措施保障。实现重庆市大健康产业大发展，是推动重庆市经济发展和社会进步的重要路径和又一重大战略，应以更高的起点、更广的视野多维度探求战略定位、目标及路径。需要注重"四个坚持"：

一是要坚持以保障人民健康、提高健康水平、改善健康公平为根本目的。习近平总书记指出，没有全民健康，就没有全面小康，要把人民健康放在优先发展的战略地位。推动重庆市大健康产业发展，就是要坚持以人民为中心的发展思想，通过不断发展新业态、运用新技术、创新新模式，不断满足重庆市城乡居民多层次、多样化的健康需求，为全方位、全周期保障人民健康奠定坚实基础。

二是要坚持将健康产业发展与城市定位、区域战略、产业定位相结合。发展大健康产业，是经济发展和社会进步到一定阶段的必然要求和客观选择。推动重庆市大健康产业发展，必须紧紧围绕建设统筹城乡国家中心城市的战略目标，围绕习近平总书记对重庆做出的"一个目标，两点定位，四个扎实"总体要求，围绕打造国家重要现代制造业基地的客观需求，在业态选择、空间布局、主体培育、产业融合等方面与全市整体发展战略、产业布局、战略目标相一致。要牢牢把握全市经济社会发展方向，做到统筹推进，不断提升重庆市健康产业发展能力和质量。

三是要坚持有所为有所不为，并在重点领域和关键环节实现重大突破。从重庆市自身发展条件看，与环渤海的北京、长三角的上海、珠三角的广州等地相比，发展大健康产业综合性优势并不明显，重庆很难成为从制药、医疗器械、生物科技等制造业领域到健康服务、健康管理等服务业领域各个方面都十分突出的大健康产业基地。重庆必须扬长避短，突出发展具有比较优势的领域，因地制宜，科学确定各地健康产业发展重点，引导特色优势领域优先发展和集聚发展，以点带面，通过骨干企业、重大项目的示范引领作用，推动全市健康产业加快发展。

四要坚持以改革创新增强产业发展内生动力，促进产业快速发展。习近平总书记曾指出，在新一轮全球增长面前，唯改革者进，唯创新者强，唯改革创新者胜。要以科技创新和体制创新为动力，加快推动大健康产业发展。着力强化改革对健康产业发展的推动作用，逐步消除不利于调动和发挥社会力量积极性和创造力的体制因素。要以技术创新为引领，实现健康领域关键技术、重大产品的创新突破，推动业态创新、模式创新和机制创新，提升产业核心竞争力，促进健康产业可持续发展。

二、战略定位

在全球健康产业发展趋势背景下，要牢固树立和贯彻落实创新、协调、绿色、开放、共享的新发展理念，深入推进供给侧结构性改革，深入贯彻落实"健康中国 2030"规划纲要、"中国制造 2025"及"互联网+"等国家战略，以增进人民福祉为出发点和落脚点，充分发挥重庆市的资源禀赋、基础条件和比较优势，努力完善健康制造、健康服务和健康管理产业体系，完善集聚人才流、物流、资金流、信息流等为一体的健康产业链，打造集产品研发、中试孵化、生产制造、医学健康研究等为一体的大健康产业园区（基地），将健康产业培育成为重庆经济转型升级的新引擎和国民经济的支柱产业，形成辐射成渝城市群和西南地区的，具有"模式创新、业态高端、环境优越、人才汇集"等鲜明特征的"健康特区"。

重庆市打造"健康特区"需具备以下功能支撑（见图 11-1）：

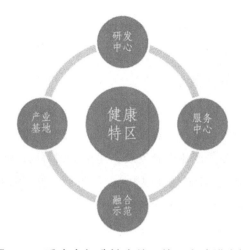

图 11-1   重庆市打造健康特区的四大功能支撑

1. 西部健康产业研发中心

营造良好的发展环境，优化科技创造的体制机制，搭建完善的功能设施，吸引高科技人才入驻，探索区域综合集成创新模式，形成一批可复制、可推广的改革举措和创新政策，推动创新驱动发展战略的有效实施。成为国家在药物研发、智慧医疗器械、医学耗材及保健营养品等领域的研发试验平台，成为健康产业领域国家级重大科技创新与前沿技术成果产业化的转化中心、创新策源地，作为国家级医疗卫生体制改革发展政策与举措先行先试的试验田、示范区。

2. 西部健康服务中心

发挥都市区医疗卫生资源和创新资源优势，着力营造优质的营商环境，集聚平台运营型企业总部、互联网及智能医疗等高科技产业总部、互联网金融总部、医药交易总部和健康医疗总部或者区域性投资、运营、管理总部办事机构。建设大健康云计算数据中心、云端服务平台等功能性平台，成为西部地区健康数据存储、运算、预警等的数据及分析中心。全面深化医疗卫生体制改革，创新医疗服务模式，努力成为国家区域医疗中心。

3. 我国重要的现代生物医药产业基地

依托重庆市生物医药已形成的"五园两带七基地"生物医药布局形态，进一步聚力向两江新区高端医药和医疗器械产业园、巴南生物药和化学药产业园、合川医疗器械及医用耗材产业园、涪陵现代中药产业园及南岸医药商业中心集中，形成"4+1"医药产业集聚区，增强集群效应，做大产业规模，打造中国重要的生物医药产业基地。

4. 健康产业融合发展示范区

依托重庆市生态旅游、体育健身、食品加工等基础优势，加快推动互联网、物联网与健康产业跨界融合，创新发展模式，促进健康产业与养老、旅游、互联网、健身休闲、食品等产业融合发展，建设全国著名的体育健身休闲之都、西部健康旅游目的地、健康养老休闲中心、健康食品加工基地，成为"健康+IT+旅游+养生养老+食品"融合发展示范区。

三、战略目标

推动大健康产业发展，打造"健康特区"，是一项系统复杂工程，不可一蹴而就，需要分阶段地有序推进。大体上，可将"健康特区"的打造分为循序渐进的两个阶段。

第一阶段：当前至2025年，提升发展期。这一阶段的主要任务是优化发展环境，强化招商引资，完善产业体系，推动集聚发展，提升创新能力，优化产业结构和空间布局，形成覆盖全生命周期、内涵丰富、结构合理的健康产业体系，健康产业成为全市的支柱产业，重庆成为西部的"健康城市"。

第二阶段：2025—2030年，引领发展期。重庆在产业发展、技术创新等方面加速与外部的渗透和融合，成为我国大健康产业链条中的重要节点、全国健康产业创新发展的策源地，健康各个领域的创新服务体系和跨界融合的资源集成能力显著提升，具有较强创新能力的产业集群发展能力达到国际领先水平，对健康各个行业具备较强的引领和控制能力，城市健康素质进入国际先进行列，成为具有"模式创新、业态高端、环境优越、人才汇集"等鲜明特征的"健康特区"。

第十二章　重庆市大健康产业发展的战略路径

大健康产业的发展路径，必须要契合供给侧结构性改革方向，符合城乡发展基础和战略定位，适合城乡居民健康需求特点。因此，结合城乡总体定位、产业发展方向、居民消费热点，重庆应从以下方面入手，推动大健康产业创新发展、融合发展、集群发展。

一、重点发展壮大八大健康产业领域

围绕重庆市大健康产业发展目标，重点发展生物医药、医疗器械、健康养老、健康旅游、体育健身、医疗服务、健康食品、健康管理等八大健康产业，逐步延伸和完善自身产业链，推动重庆市大健康产业快速发展。

（一）生物医药

以现代生物制药技术开发为先导，坚持高端制造业与研发服务并进，提升发展现有医药制造业水平，打造成为以生物技术药产业、化学药产业和现代中药产业等为支撑的我国重要的现代生物医药产业基地。

1. 推动生物技术药物创制和产业化发展

加快符合国际医药市场准入规范的生物技术药物发现、检测、安全监测等公共技术平台建设。发展以治疗性抗体为代表的靶向性治疗药物和以重组疫苗为代表的新型疫苗，支持一批防治肿瘤、心血管疾病和自身免疫性疾病等重大疾病的生物药的研发和产业化；利用基因编辑技术，加快发展核酸药物，着力培育一批治疗重大疑难疾病的创新药物；提升血液制品综合利用水平，支持重组血液制品的研制和产业化；促进细胞制备及治疗、基因检测服务及治疗等新业态发展，开展基因检测技术示范应用，大力发展生命健康创新药物。

2. 推动化学药物国际化发展

做大特色原料药，鼓励企业积极承接原料药转移，支持企业申请国际注册，大力开拓国际市场。做强制剂品种，支持企业激活闲置生产批文，突出发展一批临床紧缺药品；积极承接制剂出口加工，逐步培育自主制剂国际品牌；抓住大量欧美专利药到期的机遇开展仿制药开发引进，建设重点产品和主要技术专利数据库，发布重要药物的专利临期信息，加快化学仿制药产业化，实现规模生产；引导优势企业积极申请、获取欧美药物管理档案（DMF）和药典适用性（COS）认证，积极拓展国际市场。开展药物大品种二次创新，针对重大疾病、多发性疾病和儿童用药等重点领域，重点开展缓控释、靶向定位等关键技术研究。

3. 推动中药现代化发展

创新中药种植的发展方式，大力推进基地规模化、标准化及产品品牌化，建设一批符合中药材生产质量管理规范（GAP）的种植（养殖）基地。推进中药配方颗粒、小包装精制饮片及超微饮片发展，积极参与相关行业标准的制订和修订，打造绿色无公害（渝药）品牌。实施中药制剂大品种品牌化战略，围绕重点领域，加强创新药物研发。加强现有大品种药物二次创新，培育一批市场需求量大、附加值高、疗效确切的药物大品种。推进中成药制剂国际化，建立与国际接轨的质量标准。鼓励植物提取物在植物农药、兽药、饲料添加剂等农业产业领域的应用。

（二）医疗器械

加快发展人工心脏、人工耳蜗、高端义齿、智能假肢、血液净化、高性能医学影像、胶囊内窥镜等高端数字医疗器械。开发基于细胞技术和 3D 打印技术的干细胞、数字诊疗设备等高技术医用生物产品。积极推动开发远程诊疗等移动医疗产品和家庭监护设备，开发临床检验装备（高通量临检设备、用于基层筛查的低成本临检设备）、先进治疗装备（医用机器人、手术导航定位系统）、微创植（介）入器械（微创外科新型手术器械、骨科新型植入物、心血管新型介入器材）等医疗装备。加快肿瘤等重大疾病领域的早期筛查、临床诊断、疗效评价、治疗预后、出生缺陷诊断等领域体外诊断产品的研发及产业化。发挥重庆市微机、电子、智能胶囊等技术优势，支持智能释药系统产品等的开发。

完善血液处理耗材、超声辅助材料、X线成像材料等配件、耗材本地配套体系。支持基于互联网和物联网的全数字医疗集成系统、远程医疗系统、移动可穿戴医疗设备等标准化和规模化发展。

（三）健康养老

1. 促进医养融合发展

大力发展老年病医院、老年护理院等机构，积极推进医养结合示范项目建设，选择有条件的区县开展医养结合试点示范，建立健全医疗机构与养老机构之间的协作机制，建立全科医生与老年人家庭医疗契约服务。推进养老机构的医疗护理、康复保健能力建设。支持民间资本新（改、扩）建以老年医学、老年康复方向为主的医疗机构，加快推进面向养老机构的远程医疗服务试点。

2. 拓展社区居家健康养老服务

支持居家养老服务机构与所在地及周边社区卫生服务中心、乡镇卫生院、诊所等基层医疗机构深化合作，为老年人提供日常护理、健康体检、保健咨询、慢性病管理、健康教育、中医药保健等服务。加快社区老年人日间照料中心建设，鼓励城乡医疗机构将医疗护理和康复等服务延伸至家庭。结合智慧城市建设，建立网络互联、信息共享的社区养老服务机制，促进社区养老服务管理的信息化、智能化。加强对中高端综合性养老社区的引导和监管，增强医疗卫生服务支撑。

（四）健康旅游

城乡居民健康生活方式的变化催生了旅游体验与健康养生的进一步融合。韩国的整容，泰国、新加坡的牙科整形矫正，印度的心脏搭桥等，都以特色医疗资源优势吸引着世界各地的旅游消费者。在我国，随着海南博鳌乐城国际医疗旅游先行区建设的全面铺开，国际医疗旅游有望成为海南的一张新名片。在发展趋势上，人口老龄化问题及亚健康人群比重上升，使人们在旅游线路和目的地的选择中，更加青睐度假与康复相结合的康复疗养旅游，更加注重自然人文旅游与生态休闲度假的融合。

依托重庆市丰富的生态旅游资源，以旅游产业集聚区和运动休闲、老年养生等基地为抓手，创新健康旅游发展模式。不断促进旅游业与农、林、牧、渔、中医药、体育、养生、养老等相关产业的融合发展，培育发展多种形式的健康旅游。

探索"IT+健康+旅游+养生养老"模式。依托渝东北和渝东南大生态区丰富的旅游及养身资源，利用互联网为游客提供饮食方案、健康检查、病后康复、养身静心等一系列整体健康管理解决方案。建设养生养老地产和田园农庄等健康载体，促进以养生旅游为主导的健康产业发展。

探索"医疗+旅游"模式。发挥大都市区医疗资源优势，采用第三方管理（Third Party Administration，TPA）模式，推动医疗服务、养生康复休闲、都市旅游等相结合，为国内外游客提供健康预约、医疗导游、医疗检测、法律援助等全程服务，并推动远程可视医疗、远程健康咨询、移动医疗应用等功能的配套。

探索健身俱乐部模式。以会员形式或出售消费卡的形式，依托主打旅游资源和产品，把一系列的养生休闲旅游活动，特别是健身旅游项目包装组合形成一个整体的开发模式。这种开发模式可以某一旅游目的地为基地，结合自助游模式，通过旅游项目的灵活组合和包装的方式，延伸至周边景区（点），从而扩大健身休闲活动的地域空间，并形成吸引力较强的多样化旅游产品。

【专栏 12-1】世界医疗旅游特色

新加坡：在世界卫生组织全球卫生系统排名第六的新加坡，已经成为周边国家富商喜欢前去看病的地方。新加坡很早就认识到自己在医疗质量、地理位置以及英语方面的优势，积极开拓医疗旅游，每年有上百万海外患者去新加坡接受包括 X 线检测、眼、心脏、大脑和癌症等手术在内的一系列诊断治疗。为进一步开拓庞大的中国市场，新加坡众多医疗机构已经跃跃欲试，纷纷抢滩上海、北京、广州、重庆等一线城市进行推介，希望吸引更多的中国病人到新加坡接受更高质量的医疗服务。

韩国：大多数外国患者到韩国寻求医疗服务，主要是牙医、整形外科和体格检查。由于越来越多的日本、中国等亚洲国家女性为整容来到韩国，韩国首都首尔从 2008 年开始启动为"外国整容游客"联系首尔整容外科医院的工作，设立整容美容支援中心，积极吸引医疗游客。

印度：印度医疗的竞争力首先是其世界一流的医疗水平，像难度较高的胯骨置换手术、心脏手术、关节置换、癌症治疗等项目，技术品质不输西方，费用也比西方便宜。位于新德里东南郊的埃斯科特心脏医院和研究中心是最早开展医疗旅游项目的印度机构。1998年开始，该医院就在网站上宣传自己的特色服务项目，收到国外患者的要求后，便会根据患者的情况量身设计一套治疗方案。医院的病房配有厨师，可根据患者的口味提供专门服务。2009年埃斯科特医院完成4200例心脏手术，死亡率只有0.8%，感染率只有0.3%。此外，低廉的医疗价格和会讲英语的医护人员也是印度成为国际医疗旅游目的地的重要因素。

瑞士：瑞士的优质医院联盟已在上海设立了办事处，宣布开通中国公民赴瑞士医疗旅游的绿色通道。目前，瑞士优质医院联盟患者在提出申请后，工作人员会陪同其到国内指定的国宾医疗中心、浦东东外滩健康中心两家体检中心进行前期检查，然后把患者的病例资料送往瑞士医院。瑞士专家将根据所获得的信息会诊，制订医疗方案，给出费用预算，协助患者赴瑞士接受体检、运动康复、人工关节置换、心血管手术、整形美容等世界领先的医疗服务。瑞士蒙特尔皇宫生物抗衰老中心是世界上最著名的羊胚胎素抗衰老治疗中心。在接受瑞士医疗服务的同时，患者还可以观赏瑞士美丽的自然风光。

（五）体育健身

体育健身产业是蕴藏巨大消费需求和市场潜力的朝阳产业，可与国民经济诸多产业渗透融合，形成乘数效应。体育产业的核心是体育竞技赛事和健身娱乐项目，围绕体育项目的核心产业是体育服务产业，包括赛事运营、体育中介服务、场馆服务等服务业，体育用品制造、体育地产、体育旅游等延伸产业。从发展趋势上看，目前我国的体育产业占GDP比重为0.7%左右，重庆市为0.78%，远低于全球2%的平均水平。未来十年，重庆市将延续提质增效、稳中向好的发展态势，实现由中等收入阶段向高收入阶段的跃升，成长期的体育产业发展潜力巨大。

1. 优先发展健身休闲业

鼓励各区县因地制宜发展健步走、健身跑、篮球、排球、乒乓球、羽毛球、台球、自行车等群众喜闻乐见且有发展空间的项目。立足特色自然资源，推广登山、攀岩、探险、滑雪、定向等山地运动，发展游泳、漂流、滑水、钓鱼等水上运动，培育野营露宿、拓展训练等林地运动。推广武术、龙舟、舞龙等传统体育项目，扶持板鞋竞速、独竹漂等少数民族传统体育项目发展。培育高端体育健身休闲产品，促进高端健身休闲业向专业化、功能化、品牌化方向发展。以马术、航空、游艇、帆船、汽车摩托车等为重点，引入国际化经营管理理念，培育一批高端健身俱乐部，满足高端健身需求。大力培育健身休闲、竞赛表演、场馆服务、中介培训等体育服务业，支持和引导社会力量参与体育场馆、健身设施的建设和运营管理。

2. 做大做强体育用品业

抓住国内外体育用品制造业结构调整机遇，发挥人力成本、物流通关和保税平台优势，以体育赛事活动和群众健身需求为导向，大力发展体育用品业，逐步提升重庆市体育用品制造流通在全国的地位。引进和培育符合"中国制造2025"要求、科技含量高、综合附加值高的体育器材、运动装备、运动功能饮料、营养保健食品药品等上中下游制造企业，带动本地配套企业发展，壮大体育制造业集群。鼓励和支持体育制造业建立智能工厂，开展个性化体育用品定制服务，满足多元化多样性体育消费需求。引导制造业企业延伸服务链条，从单纯制造产品向研发设计、营销推广、运营服务等领域延伸，推动体育制造业业态创新。加强与国内外知名体育企业、研发机构合资合作，提升产品研发和检测能力。积极搭建公共技术服务平台，推动技术创新和产品升级，开发一批技术领先、绿色环保，拥有自主知识产权、可替代进口的产品。

（六）医疗服务

医疗服务业是社会保障体系的重要组成部分，是全民健康的重要环节。当前，我国的医疗服务依然是一种由政府实行一定福利政策的社会公益事业，医治和预防疾病、保障全民身体健康、提高全面身体素质是其最重要的基本功能。从发展趋势上看，未来将鼓励社会资本进入医疗领域，推动多元办医，构建公立与私立医疗机构并重的医疗服务格局。推动医疗服务业与互联网、物联网等现代信息技术的深度融合，实现医疗服务的创新型发展。

1. 完善现代医疗服务体系

按照"需求导向、结构合理、立足基层、填平补齐"的思路,构建以市办医院为龙头,区县办医院为主体,基层医疗卫生机构为网底,民营医院和其他公立医院为补充,分工明确、密切协作的整合型医疗服务体系。全力塑造资源要素有序自由流动,国家区域医疗中心功能基本实现、基本公共医疗服务均等、医疗费用可负担的区域协调发展新格局。

2. 加快推进多元办医

进一步落实加快发展社会办医政策措施,探索特许经营、托管、公办民营等模式,推进社会办医疗机构成规模、上水平发展。加快打造技术水平高、管理先进、规模较大、有一定影响的社会办医疗集团。加快高端医疗技术引进,设立重庆市脐带血造血干细胞库,努力建成西南质子治疗中心。争取国家在重庆开展境外资本设立独资医疗机构试点。落实医师多点执业。推进非营利性民营医院和公立医院同等待遇。创新公立医院融资方式,有序引导国有企业医院等部分公立医院改制。探索社会资本举办独立的血液透析机构,支持举办独立的医学检验中心和影像中心。

3. 大力发展第三方医疗服务

依托重庆迪安医学检验所、重庆金域医学检验所、重庆医科大学分子医学检测中心、重庆新晶格医学检验所、陆军军医大学(原第三军医大学)检验中心等第三方医学检验所,积极推动社会资本进入医疗康复服务领域,大力发展专业医学检验中心、卫生检测中心、影像中心和病理中心、制剂中心、消毒中心等第三方服务机构。推动医疗机构、科研院所开展药学研究、临床试验等生物医药研发服务外包。积极发展第三方医疗服务评价、健康管理服务评价、健康市场调查和咨询服务、医药科技成果转化服务和专利信息服务等相关的第三方服务机构。

(七)健康食品

充分利用重庆市生态资源优势,大力发展功能确切、市场潜力大的缓解体力疲劳、增强免疫力、辅助降血糖、降血压、降血脂、抗氧化等保健食品、饮品和膳食添加剂。探索无公害食品、绿色食品、高海拔食品的种植与生产，大力培育食用菌、果蔬、禽畜、茶叶、中药材等农产品加工业，着力开发休闲食品和保健食品等精深产品。利用生物工程技术，以营养科学为基础，着重开发以高海拔农产品、中医药、特色动植物为基础的新型保健食品，促进保健食品与养老服务业、美容美体业、医疗康复业的融合。

（八）健康管理

1. 推进责任医生签约服务

拓展和深化责任医生签约服务，将基本医疗资源和基本公共卫生服务有机整合，为签约对象提供个性化的健康管理服务。支持各地结合地方实际，积极创新责任医生签约服务模式，不断拓展健康管理服务、社区医疗和双向转诊服务、家庭病床服务和远程健康监测管理服务、健康评估服务等服务内容。鼓励签约医生利用所在单位的云医院、网络平台、健康咨询热线、手机及电视终端等多种途径，为签约居民提供便捷的健康咨询互动服务。

2. 发展多样化健康管理服务

鼓励和支持社会资本发展健康体检、专业护理、康复、心理健康、母婴照料和残疾人康复护理以及环境消毒与病媒控制等专业健康服务机构；鼓励和支持专业健康体检机构向全面的健康管理机构发展。发展以商业保险机制为支撑，以健康风险管理为核心的健康管理新型组织，积极开展健康咨询、未病管理与治疗等形式多样的健康管理服务。加强心理健康管理，鼓励举办各类心理咨询机构和心理治疗诊所、门诊部以及精神康复机构等心理健康服务机构。

3. 不断丰富健康保险产品和服务

积极引进国内外大型健康保险机构，鼓励保险机构开发重大疾病保险、特定疾病保险等与基本医保相衔接的健康保险产品以及长期护理保险、失能收入损失保险、医疗责任险等多样化保险产品，积极促进个人税收优惠型健康保险业务的发展。提升居民健康风险意识，以职工医保个人账户历年结余购买商业健康保险及税收优惠为突破口，鼓励居民购买商业健康保险产品。

二、推进大健康产业空间布局再优化

紧紧围绕各个区县功能定位，遵循大健康产业发展及其空间演变的一般规律，结合全市资源禀赋、产业布局和城镇化发展，推动大健康产业总体布局再优化。

（一）主城九区

主城九区包括渝中区、大渡口区、江北区、沙坪坝区、九龙坡区、南岸区、北碚区、渝北区、巴南区。该区域人口分布集中、高端要素富集、先进产业集聚、市场经济活跃，战略地位重要，是重庆市政治经济文化中心，重庆市开放门户、综合枢纽、商贸物流集聚区和战略性新兴产业基地。近年来，主城九区认真落实中央决策部署和市委、市政府工作安排，扎实做好改革发展稳定各项工作，产业发展、城市建设、民生工作、社会治理、城市党建等方面的工作取得了明显成效。未来，主城九区将打造成为和谐宜居、富有活力、各具特色的现代化城市。

因此，从区位条件、发展基础及未来前景看，主城九区将成为全市健康产业的核心，要着力推动全产业链发展和高端要素集聚，增强主城九区对全市健康产业发展的辐射带动作用，打造健康总部汇集、高端人才集聚的智慧型健康服务中心。充分发挥其科教、物流、制造业集聚等优势，以两江新区、巴南区、南岸区等区域为重点，发展生物医药、高端医疗器械的研发、制造、流通等为一体的，西部地区重要的生物医药创新产品制造中心、研发中心和技术创新策源地。

【专栏 12-2】重庆市主城片区健康业态和主要载体

一是健康总部。瞄准 B2C、B2B 等平台运营型企业总部，互联网、智能医疗等高科技产业总部，互联网金融总部，医药交易总部和健康医疗总部，优化生产生活配套环境，打造加快总部集聚区。

二是医疗服务及健康人才。依托主城区医疗资源集聚优势，促进医疗服务高端、专业化和智慧化发展，鼓励社会资本举办高端医疗机构和特色专科医疗机构，形成多元办医格局。发挥重庆医科大学、陆军军医大学（原第三军医大学）等高等院校人才优势，加强高层次和技能型医疗服务人才的培养，强化在尖端科学研究和专业社会医疗服务等领域的核心引领作用。

三是健康云服务。完善健康康体、健康护理、健康咨询、配套服务等四大功能，促进智慧医疗、医疗旅游、智慧健康管理、健康信息产业集群，成为全市乃至西部地区智慧健康产业集聚和引领示范区。

四是大健康云计算数据中心。依托水土云计算中心资源，建设包括全市健康信息数据库、数据交换系统等在内的大健康云计算数据中心。建设以基因数据、健康档案数据为基础的健康风险及健康管理云平台，打造西部"健康数据银行"。

五是两江新区高端医药和医疗器械产业园。加快建设两江新区水土园区公共服务、人才引进、投融资等医药发展平台，集中布局高端医药产业，重点发展抗肿瘤、心脑血管和精神类等高附加值医药大品种，以及质子重离子放疗设备等高端医疗器械。引进大型医学研发机构，形成覆盖生物制药、医疗器械器材、耗材及卫生健康用品、保健营养品等的研发体系，打造综合性医学研发中心。

六是巴南生物医药产业基地和健康数据中心。依托布局在巴南的重庆（栋青）医药城和云计算产业园，继续引进国际龙头企业、研发中心和高端人才，以现代生物制药技术等开发为先导，坚持高端制造业与研发服务并进，打造以化学制药、生物制药、现代中药、诊疗器械等为主的，涵盖研发、制造、健康跟踪管理等功能的生物医药产业基地和健康数据中心。

七是南岸医药商业中心。加大国内外医药流通龙头企业引进力度，引导市内医药流通企业和重庆药品交易所等向南岸迎龙集聚，将南岸区打造成集企业总部、生物制品进出口、电商平台、展示交易、仓储物流于一体的西部医药商业中心。

八是体育健身产业聚集区。发展健身休闲、赛事表演、中介培训、文化传媒、商务流通等体育服务业，实施大渡口康体城、五宝生态主题小镇运动休闲基地、华熙巴南体育中心、际华重庆目的地中心、渝北三山户外休闲运动带等重大项目，打造都市体育产业核心聚集区，建成全国著名的体育健身休闲之都、西部高端品牌赛事区、体育赛事经纪活动中心和体育用品展示集散中心，引领全市体育产业发展。

（二）渝西地区

渝西地区包括涪陵区、长寿区、江津区、合川区、永川区、南川区、綦江区、大足区、璧山区、铜梁区、潼南区、荣昌区以及万盛经济技术开发。该区域是成渝城市群的重要组成部分，也是重庆主城向外拓展的重要承载区。

渝西地区幅员广阔、地理和区位条件优越，其区县城已具备相当的规模和发展基础，是全市工业化、城镇化最活跃的地区，产业发展势头良好，但依然存在环境约束趋紧、开放程度不高、同质竞争严重等问题。因此，要依托渝西地区产业基础和川渝地区广阔的市场需求空间，发挥制造业优势，以合川、荣昌、长寿、涪陵为重点，加快推动医疗服务、健康养老、健康旅游与文化、医疗设备及器械制造、药品和健康食品领域的高端、多样、特色化发展，强化其对四川、贵州等周边地区的辐射带动作用，成为重庆市医学副中心，形成区域健康产业增长极。

【专栏 12-3】渝西地区重点业态及载体

合川医疗器械及医用耗材产业园。发挥合川区位优越、生产要素保障有力等优势，加快建设医药产业专业服务平台，突出发展医疗器械和医用耗材等行业，重点发展诊断试剂、一次性消耗用品、临床检验分析用品、手术器械等市场容量较大的常规医用耗材。

涪陵现代中药产业园。发挥涪陵区现代中药产业基础优势，加大中药创新企业的引进和培育，加快经典名方中药的二次开发，重点发展中成药、中药饮片、中药配方颗粒、中药大健康产品等，示范带动渝东北、渝东南地区中药材种植及加工业发展。

南岸医药商业中心。加大国内外医药流通龙头企业引进力度，引导市内医药流通企业和重庆药品交易所等向南岸迎龙集聚，将南岸区打造成集企业总部、生物制品进出口、电商平台、展示交易、仓储物流于一体的西部医药商业中心。

康体装备制造基地。充分发挥城市发展新区要素成本低、开发条件好、产业基础强的优势，建好长寿沙滩摩托产业基地、大足健身器材产业园等项目，引进培育一批户外运动装备、冰雪运动装备、船艇运动装备、钓鱼运动器材、运动车辆装备和国际知名运动服装、鞋帽生产企业，促进康体用品制造聚集发展，建设具有重庆特色的现代康体制造产业园区。

体育健身训练基地。结合重庆山、水、林资源优势和气候特点，建设市射击射箭中心、市竞技训练中心、万盛羽毛球训练基地、长寿湖水上运动训练基地、南川汽车运动训练基地、武隆仙女山亚高原训练基地，建成西部地区独具特色的体育运动健身训练中心。

兽药及化学原料药。以原四川畜牧兽医学院和全国兽药交易市场为支撑，引导相关资源向荣昌区集聚，建设我国重要的兽药研发制造基地。发挥长寿区现有精细化工和原料药产业基础优势，建设我国重要的化学原料药研发生产基地。

（三）渝东北地区

渝东北地区包括万州区、开州区、梁平区、城口县、丰都县、垫江县、忠县、云阳县、奉节县、巫山县、巫溪县。利用渝东北地区河流、湖泊等资源优势，完善以健康旅游与文化、健康养老、药品与健康食品、体育健身、中药材种植等为发展重点，以健康服务业为主导、健康生产为支撑的健康产业体系，打造集休闲度假、生态旅游、健康养生基地和中药材种植基地为一体的健康休闲产业带。重点是立足现有中药材种植加工基础，突出高海拔生物资源优势，大力发展高海拔生物为特色的药品和健康食品的研发和制造。强化科技创新、开发高端产品，壮大产业规模和市场竞争力。依托万州南浦水都游乐园、垫江迎凤湖水上运动基地、奉节茅草坝滑雪场、巫溪红池坝滑雪场等重点项目，大力开发以水上运动、养身为特色的健康旅游和文化、体育健身产业，积极引进高端民资医疗服务、健康管理等机构，打造医疗、保健、养生为一体的沿江健康旅游产业链。

（四）渝东南地区

渝东南地区包括黔江区、武隆区、石柱县、秀山县、酉阳县、彭水县。利用渝东南地区优良的生态资源，创新合作模式，引进先进的产业理念和发展模式，促进少数民族特色中药材种植及深加工、健康旅游、健康养老、体育健身等产业快速发展，打造生物医药研发制造业、特色健康旅游、健康养生养老产业带。重点是依托石柱、彭水、秀山等少数民族特色中药材种植优势，打造特色生物医药制造基地。依托彭水摩围山户外运动基地、秀山大溪酉水河水上项目基地等项目，发展山地户外旅游，建设面向大众游客的快捷时尚的山地户外运动聚集区，打造山地、户外、极限运动全产业链。

三、着力培育壮大健康产业市场主体

1. 大力培育龙头企业

进一步解放思想，大胆探索、加强引导、注重服务，积极推进龙头企业发展壮大，形成"骨干企业龙头引领、中小企业群跟进"的良性发展格局。

一是着眼国内外知名企业，加大产业链招商、集群招商力度。重点在医疗服务、健康养老、健康信息、健康旅游等领域，大力引进一批关联性较强的跨国企业、国内龙头企业和高成长性企业，鼓励本地有条件的大集团、大企业进军健康服务领域。

二是强化政策引导，扶持龙头企业。落实国家、重庆市对龙头企业的各项优惠政策，在企业落地、经营机制、财税优惠等方面为龙头企业发展提供政策支持和资金支持。同时，各类扶持性项目要适当降低立项申报门槛，重点向尚处于起步阶段的一些发展前景较好、能带动重庆市大健康产业发展的重点领域企业和具有地方特色的重点企业进行政策倾斜，集中力量做大做强龙头企业。

2. 改造提升传统企业

坚持重点突破和整体推进相结合，统筹推动重庆市大健康产业传统企业改造升级，切实增强产业内生动力、整体竞争力和可持续发展能力。

一是推动现代信息技术、生物技术、智能制造和绿色能源等新技术与传统医药健康企业的融合发展。加快互联网技术向大健康企业延伸，整合防、治、养全产业链资源，拓展健康企业发展新领域。发挥健康电商的便捷性、体验性、趣味性优势，创新企业经营模式，提升健康电商人性化、个性化服务能力，为消费者提供自我健康检测、心理检测、压力检测等在线健康测评、健康管理、健康干预、健康跟踪等服务。充分结合现代医疗技术、健康服务技术，改造升级传统企业，探索养生保健、健康管理、现代生物技术等前沿领域，提升企业科技竞争力，抢占大健康产业发展高地。

二是加快企业兼并重组，利用市医药产业基金，支持企业兼并重组，淘汰部分落后、散弱企业，通过国内外并购、直接购买批文返渝生产等方式，促进有实力的企业做大做强，提高重庆市大健康企业的市场占有率。在优势互补、互惠共赢的原则下，实施企业强强联合，开展企业间的合作经营，提高行业集中度，增强抵御市场风险的能力。鼓励支持具有地方特色或在供应链某一环节上有专业优势的企业，充分发挥其优势，做专做强。

3. 加快培育新生企业

加快发展大健康产业新生企业，促进新生企业尽快成长为市场主力军，扩大大健康产业市场主体。

一是鼓励更多的企业进入大健康行业，将符合大健康产业企业申报条件的企业纳入后备库，采取多种方式服务企业，制定详细的申报条件、申报流程、申报书编制等，定期组织开展大健康企业的培育、辅导、认定服务活动，定期接受和推广大健康行业的新理念、新技术，尽可能提供更多的大健康投资项目，鼓励更多的企业通过转型升级、自主创新进入大健康行列，从而扩大健康产业市场主体。

二是推动健康领域大众创业、万众创新。抢抓网络经济带来的大数据时代新商机，鼓励设立面向市场需求的创新、创业、创客等各类产业孵化平台，积极推进重庆大健康领域大众创业、万众创新。

依托重庆医科大学、陆军军医大学（原第三军医大学）等创新资源，扎实推进大健康科技创新，建设在国内具有一定规模和重要影响力的科技创新中心，形成西南地区具有一定规模的生命健康产业基地。切实打造技术转移转化中心、科技服务中心等大健康科技创新服务平台，加快优秀团队、优质项目引进培育，大力发展"众创空间"，打造覆盖大健康科技创新全链条的服务体系。加快大健康企业创新平台建设，实施"企业研发机构建设行动计划"，鼓励创新型企业在高校、科研院所建立研发机构，或与高校、科研院所合作共建研发机构。加快健康产业信息服务虚拟柔性平台建设，深入实施"互联网+"战略，建成覆盖全市健康信息平台、远程医疗服务平台、智慧医疗应用平台、药品和医疗器械电子商务平台等信息服务平台。

四、推动生物和生命科学技术再创新

1. 积极推动大健康产业技术创新

坚持原始创新和跟随创新、集成创新相结合，切实推动大健康产业领域的自主创新和引进消化吸收。

一是大力推动动大健康产业领域的原始研发创新。依托陆军军医大学（原第三军医大学）、重庆医科大学等的科研资源尤其是病源信息资源，大力推动新型医疗器械关键技术、新药创制关键技术、新型生物技术、干细胞及组织（器官）工程技术、生物芯片、高通量药物筛选、生物治疗和基因治疗等关键技术的原始性研发创新；依托重庆市及周边丰富的中药材资源，加快中药及功能性保健品研发创新；充分发挥产业发展基金、国际高端药物技术转化平台等作用，大力推进大健康产业新品种研发。

二是积极推动大健康产业领域的跟随创新和集成创新。依托现有的北大医疗、植恩、博腾、圣华曦等生物医药企业，加快高端仿制药、保健品发展。积极推动波兰尚力生等国内外生物医药龙头企业与重庆市大健康相关企业合作发展保健食品、医用营养品等膳食补充剂。积极推动 3D 打印人体器官在重庆市的应用和创新研发。

2. 大力推动大健康产业科技成果的应用和转化

立足于国家战略需求和市场需求，优先支持符合国家重大战略需求并具有重庆市优势和特色的技术成果转化，支持具有国际竞争力、经济效益显著的重大产品及设备、装置的开发。

一是加快医学科技成果转化。瞄准肿瘤 CAR-T 细胞免疫治疗、质子重离子放射疗法、基因编辑治疗等世界前沿医疗技术，充分利用重庆医科大学、陆军军医大学（原第三军医大学）等科研院所和医疗机构，力争实现前沿医疗产品的量产，抢占制高点。加快新药、仿制药技术转化，形成集研发、孵化、临床、生产于一体的高端药品制剂产业化基地。

二是积极推进医学技术交易。充分利用互联网技术，会同中国医学科技成果转化中心、中国医药企业协会等打造"立足重庆、面向全球"的医药技术、健康技术转化交易平台，推动市内企业和投资公司购买先进技术并在重庆产业化。

五、促进大健康产业与信息技术融合

1. 推动大健康产业与云计算、大数据紧密融合

按照全市统一的电子政务运营维护机制和标准，采取政府购买服务的方式，充分利用水土云计算中心现有资源，建设包括全市健康信息数据库、数据交换系统等在内的大健康云计算数据中心。通过大健康云计算数据中心，按照统一规则获取采集的健康数据信息集中存储，实现医药生产企业的医疗研发、药品及器械仓储配送的信息化管理，实现远程医疗服务、慢病管理、健康预警、健康培训、健康旅游、运动养生等信息的共享与发布。同时，实施推动以基因数据、健康档案数据为基础的健康风险及健康管理云平台建设，逐步拓展公民健康信息安全、隐私保障、健康大数据处理和分析等领域，建设西部"健康数据银行"。

【专栏 12-4】健康大数据的发展前景

健康大数据涵盖人的全生命周期，涉及医药服务、疾病控制、健康保障和食品安全、养生保健等多方面数据的汇集和聚合，是国家重要的基础性战略资源。健康大数据主要涉及移动医疗、医生工具、医药电商、医药信息化、医药研发、移动健康、健康保险、健康管理等领域。目前，国家卫生和计划生育委员会已确定福建省、江苏省及福州、厦门、南京、常州为健康医疗大数据中心与产业园建设国家试点工程的第一批试点省市。从发展趋势上看，"健康中国2030"战略将进一步拓展移动大数据和健康大数据的发展空间，麦肯锡预测，我国健康大数据的市场规模至少在千亿级。

2. 鼓励发展健康电商

加快互联网向健康产业延伸，整合防、治、养全产业链资源，建立健康产业电子商务平台，拓展健康产业发展新领域。发挥健康电商的便捷性、体验性、趣味性优势，提升健康电商人性化、个性化服务能力，为消费者提供自我健康检测、心理检测、压力检测等在线健康测评、健康管理、健康干预、健康跟踪等服务；针对共同需求、共同关注相关人群组建线上健康圈子，加强分类指导，

提供个性化健康服务，拓展健康消费领域。

六、强化人力资源对大健康产业的支持

进一步引进海外高层次健康人才以项目为纽带，开展全球"健康融智"工作，根据工作需要整合全球健康领域的专业技术顶尖人才，实现研发人才智力资源的全球配置和动态使用。对外籍高层次健康人才永久居留证申办给予"绿色通道"支持。对符合条件的健康产业人才优先办理外国专家证，放宽年龄限制。开展在渝外国从事健康相关领域的留学生毕业后直接留渝就业试点。以中新（重庆）项目为契机，推动中新健康产业项目合作，推动开展"重庆市卓越健康人才培养计划"，推动设立"中新（重庆）健康产业人才培训机构"，汇聚全球优秀健康产业研发机构和研发大师，引进海外顶尖科研领军人物和一流团队，建设先进的医学健康实验室，开展前沿性重大健康科技研究。发挥两江新区、重庆自贸区、中新合作项目等政策叠加和联动优势，开展大健康产业人才政策突破和体制机制创新，探索简化海外高层次健康人才外汇结汇手续，探索建设海外健康人才离岸创业基地。建立与国际规则接轨的高层次健康人才招聘、薪酬、考核、科研管理、社会保障等制度，支持重庆医科大学、陆军军医大学（原第三军医大学）等高校、医学检验所及科研机构试点建立"学科（人才）特区"，实施长聘教职制度，构建灵活的用人机制。

第五篇　专题研究

世界大健康产业发展实际表明，产业园区、产业集聚区、产业小镇等是大健康产业的承载主体，推动大健康产业智能化发展，促进大健康产业与旅游、文化、体育等关联产业深度融合是大健康产业的主要趋势。2014年以来，特别是国家发改委、财政部以及住建部开展特色小镇培育工作以来，围绕"健康"理念，将大健康产业作为特色小镇产业重点和特色，建设培育健康特色小镇，正成为各地打造特色小镇的主要路径。同时，在云计算、大数据等新一代技术的带动下，大健康产业呈现出高融合度的突出特征，大健康产业与周边关联产业逐步渗透、交叉和重组是大健康产业发展的明显趋势。

第十三章　健康小镇内涵及发展路径研究

健康小镇的内涵可以从两个方面展开。从形态上说，健康小镇是特色小镇的一种，也是美丽乡村建设的重要载体。从功能上看，健康小镇是以健康为特质和主要功能的特色小镇，也是以健康为核心定位的田园综合体。

一、特色小镇的基本内涵

2016 年 7 月 1 日，住房城乡建设部、国家发展改革委、财政部联合发布《住房城乡建设部、国家发展改革委、财政部关于开展特色小镇培育工作的通知》，明确提出到 2020 年，培育 1000 个左右各具特色、富有活力的休闲旅游、商贸物流、现代制造、教育科技、传统文化、美丽宜居等特色小镇，引领带动全国小城镇建设。通知的发布标志着培育发展特色小镇已上升至国家层面。随后，国家发改委出台《关于加快美丽特色小（城）镇建设的指导意见》，住房和城乡建设部、农业发展银行联合发布《住房和城乡建设部、中国农业发展银行关于推进政策性金融支持小城镇建设的通知》，进一步明确了对特色小镇的资金、项目和政策支持举措。在地方层面，浙江、河北、辽宁、山东、重庆、福建、四川等省市也相继出台了相关政策措施，支持和鼓励特色小镇建设。

从概念和内涵上看，特色小镇既不是行政区划单元上的"镇"，也不同于产业园区、风景区的"区"，具有"非镇非区"的特征，是按照新的发展理念，结合自身资源禀赋和地方文化特质，产业、城市、人口、文化、生态有机结合的重要功能平台。作为完善城镇体系、促进产业发展、创新创业的重要抓手，作为推进新型城镇化的重要载体和平台，作为促进城乡联动发展的重要纽带，特色小镇按照"五位一体"整体布局和"四个全面"战略布局，扎实贯彻新发展理念。可见，培育发展特色小镇已成为深入推进供给侧结构性改革、推动区域经济转型升级的重大战略举措。

特色小镇之特色，体现在产业、功能、形态和机制四个方面（见图 13-1）。

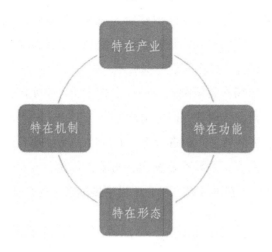

图 13-1　特色小镇的四大特征

一是特在产业。特色产业是引导人口合理聚集、促进小镇健康可持续发展的基础。特色小镇的产业表现为传统产业和新兴产业的融合，体现在制造、旅游、文化、健康、科技、教育等产业的叠加。通过特色产业培育，特色小镇产业链条逐步延伸拓展，形成"产业本体+产业应用+产业服务"的产业集群，带动人口集聚和居民增收，助力地产、金融和公共服务等配套产业及设施发展，实现以产立镇、以产带镇、以产兴镇的产镇统筹协调发展，为特色小镇持续健康发展提供不竭动力。

二是特在功能。特色小镇在功能上不是机械地"功能相加"，关键在于关联功能的融合叠加。通过把地方特色文化基因、特色资源植入特色产业发展和新型城镇化建设，激活并释放"文化+""旅游+""健康+"等巨大能量，促进产业集聚、文化传承、人口集聚、社区服务、旅游休闲等功能的深挖、延伸和叠加，使特色小镇成为带动创新创业、联动城乡发展、推动经济转型的重要载体和平台。

三是特在形态。独特的小镇风貌、错落的空间结构、优美的宜居环境是特色小镇的核心要素。通过推动小镇整体平面和立体空间的统筹融合，实现保持农村生产生活特点、彰显区域特色、体现村风民俗、传承优秀文化，实现生产、生活、生态完美融合，既云集市场主体，又强化生活功能配套与自然环境美化，成为"产、城、人、文"四位一体的新型空间和新型社区。

四是特在机制。特色小镇不能由政府大包大揽，要坚持企业主体、政府引导和市场化运作。政府的主要作用在于规划编制、基础设施配套、资源要素保障、公共服务设施完善、文化内涵挖掘传承、生态环境保护、宣传推广等方面。同时，要充分发挥市场在资源配置中的决定性作用，坚实市场化运作，凸显企业在项目投资、运营、管理等方面的主体地位。

目前，全球著名的特色小镇有很多，其共性表现在以下几方面：

第一，产业是灵魂。主导产业突出，力求特色化、专业化、高端化；产业细分精准，走在细分行业的尖端；产业项目精挑细选，与小镇产业优势形成"强关联"。

第二，创新是引擎。持续的创新，专注创新，不断汇集高端创新要素，持续深化创业创新生态。

第三，地域特色是关键。坚持产城互动，促进产业融合、产城融合、区域融合；坚持因地制宜，彰显地域特色和建筑艺术特色。

第四，生态是摇篮。原生态：保持人文的鲜活性；低碳化：保持鲜明的生态足迹；嵌入式：保持原汁原味的自然风光。

二、健康小镇的内涵要素

健康小镇是特色小镇的一种，是按照特色小镇的建设发展模式，以"健康"为出发点和归宿点，以文化和资源为基础，以健康及关联产业融合为核心，将健康、养生、养老、休闲、旅游等多元化功能叠加，有效集聚人口，形成多样化消费聚集，生态环境优越的特色小镇。

健康小镇具备四大要素（见图 13-2）：

一是文化积淀。健康小镇需要具有特色民俗文化、宗教文化、中药文化、养生文化、山水文化、农耕文化等文化资源，特别是要在一定范围内具有"人无我有""人有我优"的特色文化。

二是资源要素。在自然资源上，要有特色医药产业资源中的一种或多种，且同时具备资源产业化的基础和条件。

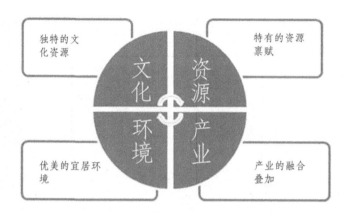

图 13-2　健康小镇四大要素

　　三是产业特色。产业是健康小镇的核心要素，既要有以健康养生、医疗护理、休闲度假、运动娱乐等多种形式的健康产业业态，同时也要具备旅游、生产研发、体育、地产、会展、培训等多种关联业态。

　　四是生态环境。优越的生态环境是健康小镇打造的关键要素，不仅要有独特的自然风光之美，也要有错落的空间结构之美，更要有优美宜居的环境之美。

　　健康小镇的核心是健康产业。找准特色产业、凸显特色业态、放大特色形态，是健康小镇建设的关键。健康产业是现代服务业的重要组成部分，一头连接民生福祉，一头连接经济社会发展，蕴含着拉动经济发展的巨大潜力。健康产业的核心在于产业融合、功能叠加，即"健康+农业""健康+制造""健康+医疗""健康+科技""健康+旅游""健康+运动""健康+教育""健康+会展"等，形成主导产业特色鲜明、集群式发展，进而促进就业稳定增长和区域经济快速发展（见图 13-3）。

　　促进新型城镇化、推动区域经济发展是健康小镇开发建设的目的。人口聚集的变迁是城镇化的重要表现，也是区域经济健康较快发展的基本要素。随着健康产业的发展，逐步形成健康产业集群。产业集群的形成，吸引与区域功能定位、主导产业发展方向、资源环境承载能力相适应的人口集聚，进而带动居民收入增加和土地升值，促进地产、金融、商业、文化等产业发展，实现城乡一体化发展（见图 13-4）。

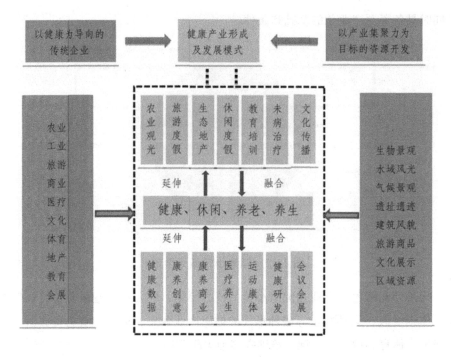

图 13-3　健康小镇产业架构

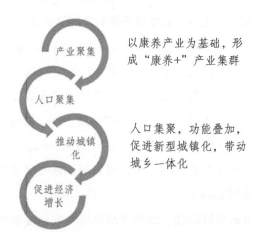

图 13-4　健康小镇可持续发展关系

三、健康小镇发展路径研究

健康小镇的建设，要遵循产业结构演化、生产力布局优化和城乡一体化发展的客观规律，立足小镇大产业、大生态、大风貌，依托资源禀赋和市场需求，通过进一步凸显特色定位，推进多规融合、创新融资模式和制度供给模式，强化综合设施配套和功能融合，培育健康小镇，充分释放小城镇蕴含的发展活力和潜力。

（一）积极推动产业融合，着力完善健康产业体系

产业是健康小镇的灵魂，打造健康小镇，核心在于培育健康产业，同时推动健康产业与关联产业，尤其是当地特色优势产业融合发展，打造健康小镇产业亮点。

一是以休闲农业为亮点。美食养生可以说是健康旅游中至关重要的一项内容，与休闲农业相结合，通过发展绿色种植业、生态养殖业，开发适宜于特定人群、具有特定保健功能的生态健康食品，同时结合生态观光、农事体验、食品加工体验、餐饮制作体验等活动，推动健康食品产业链的综合发展。

二是以生态养生为亮点。依托项目地的气候及生态环境，构建生态体验、度假养生、温泉水疗养生、森林养生、高山避暑养生、海岛避寒养生、湖泊养生、矿物质养生、田园养生等养生业态。

三是以养老产业为亮点。将医疗、气候、生态、康复、休闲等多种元素融入养老产业，发展康复疗养、"候鸟"养老、老年体育、老年教育等业态，打造集养老居住、养老配套、养老服务为一体的养老度假基地等综合开发项目，带动护理、餐饮、医药、老年用品、金融、旅游、教育等多产业的共同发展。

四是以体育产业为亮点。依托山地、峡谷、水体等地形地貌及资源，发展户外运动、户外露营、徒步旅行、探险等户外康体养生产品，推动体育、旅游、度假、健身、赛事等业态的深度融合发展。

五是以文化产业为亮点。深度挖掘项目地独有的宗教、民俗、历史文化，结合市场需求及现代生活方式，运用创意化的手段，打造利于养心的精神层面的旅游产品，使游客在获得文化体验的同时，能够修身养性、回归本心、陶冶情操。如依托宗教资源，打造文化度假区、依托中国传统文化，打造国学体验基地等。

六是以医学产业为亮点。主要是以中医、西医、营养学、心理学等理论知

识为指导，结合人体生理行为特征进行的以药物康复、药物治疗为主要手段，配合其他休闲活动进行的康复养生旅游产品，包括康体检查类产品。

七是以居住产业为亮点。居住养生是以健康养生为理念，以度假地产开发为主导而形成的一种健康养生方式。这种养生居住社区向人们提供的不仅仅是居住空间，更重要的是一种健康生活方式。除建筑生态、环境良好、食品健康等特点外，它还提供全方位的康疗及养生设施和服务，为人们提供冥想静思的空间与环境，以达到在恬静的气氛中修身养性的目的。

（二）探索新型融资模式，强化市场主导作用

健康小镇不能由政府大包大揽，要坚持企业主体、政府引导和市场化运作。要摒弃"挂牌子、戴帽子"在前，政府投资和招商引资在后的传统做法，引入具有较强实力的投资建设主体，特别是要发挥返乡创业人群的引领和带动作用，激发当地居民、村（社区）的主动性和积极性，引导各方社会力量参与小镇的规划建设，使市场主体和当地居民成为健康小镇开发建设的真正主体。创新融资模式，积极探索债券融资、融资租赁、基金、资产证券化、收益信托、PPP融资等融资路径，加大引入社会资本力度，以市场化机制推动健康小镇建设。引入第三方机构，为入驻企业专业化提供融资、市场推广、技术孵化、供应链整合等服务，使健康小镇成为新型众创平台。

（三）创新制度供给模式，坚持以质量为导向

坚持质量导向，切实把健康小镇建设运营实效作为唯一标准，更加注重城乡规划符合度、环境功能符合度、产业定位清晰度、文化底蕴挖掘度等建设情况。推行动态管理机制，以三年为一个考核周期，动态调整健康小镇扶持范围，做到"两重两轻"，即重谋划、轻申报，重实效、轻牌子，不搞区域平衡和产业平衡，形成"落后者出、优胜者进"的竞争机制。推行"期权激励机制"，试行"事后结算"型政策扶持方式，对于验收合格的健康小镇给予财政返还奖励。实施事后惩治机制，对验收未通过或有两次年度考核结果为不合格的健康小镇，实行土地指标倒扣，防止盲目"挂牌戴帽"，确保小镇建设质量。

（四）强化综合设施配套，突出功能叠加融合

围绕健康小镇特色定位，进一步强化交通、供水、燃气、信息网络、能源等基础设施和教育文化、体育健康、医疗卫生等公共服务设施建设，形成以村级设施为基础，市（区县）、乡镇级设施衔接配套的服务设施网络体系，营造优美宜居的人居环境。推动小镇数字化管理，完善医疗、教育和休闲设施，实现"公共服务不出小镇"，为小镇居民、企业提供"零距离""零时差"的综合服务。深挖、延伸、融合产业功能、文化功能、旅游功能、生态功能和社区功能，避免牵强附会，实现各类功能集聚融合。强化建筑风格个性化设计，系统规划品牌打造、市场营销和形象塑造，实现传统与现代、历史与时尚、自然与人文的完美结合。坚持生态优先，实行"嵌入式开发"，在保留原汁原味的自然风貌基础上，建设有地方特色和人文底蕴的美丽健康小镇，倡导回归自然的田园生活，让绿色、舒适、惬意成为健康小镇常态。

（五）统筹推动多规融合，增强规划可操作性

健康小镇规划不是单一的城镇规划或园区规划，是各类元素高度关联的综合性规划。必须坚持规划先行、多规融合，突出规划的前瞻性和协调性。结合当地特色资源禀赋，在推动健康小镇发展规划、城乡规划、土地利用规划"多规合一"基础上，统筹协调健康产业、文化传承、旅游度假等规划的"三位一体"，推动生产、生活、生态"三生融合"，推动新型工业化、新型城镇化、信息化、农业现代化和绿色化"五化驱动"，实现项目、资金、人才"三项集聚"。进一步明确健康小镇建筑标准，进一步规范建筑形体、色彩、体量和高度等指标。推动编制控制性详规、核心区设计规划等，提高小镇规划的可操作性。

第十四章 大健康产业主要领域发展趋势研究

一、智能化健康产业

（一）智能产业

智能产业是指基于人工智能、物联网、云计算、大数据等技术相关的产品和服务，主要涵盖智能软件、智能芯片、智能硬件、智能终端、机器人及智能装备、智能网联汽车、智能应用等领域。

智能产业按照产业链可分为基础产业、核心产业、应用产业和服务产业四类。智能基础产业是构成智能化系统最基本的元件或材料，包括电子元器件、精密基础件、光电材料、智能材料、光学配件等，一般不具有独立的应用功能；智能核心产业是构成智能化系统的核心功能组件，包括感知、传输、计算、控制等功能单元，具体涵盖计算机设备、网络传输设备、仪器仪表、集成电路、物联网、软件及互联网等；智能化应用产业是推动智能产业发展的终端应用领域，包括智能电网、智能交通、智能医疗、智能安防、智能物流、智能家居、智能建筑等，该产业关联度、技术复杂性较高，是最终引领智能产业发展的驱动力量；系统集成服务业则主要是为智能产品应用推广提供整体解决方案的行业，是对智能基础产业、核心产业和应用产业的整合。

（二）智能化健康产业的主要领域

1. 智能可穿戴设备

目前，国内外市场正刮起新一波可穿戴设备潮。可穿戴设备可用于对个人的生活和运动进行跟踪并提供数据共享，尤其在医疗领域里的可穿戴设备未来最受消费青睐，而目前各大巨头都在通过收购或者是发布相关的医疗健康的可穿戴设备，积极布局医疗健康领域，进一步扩大医疗健康领域的市场份额。

目前市场上主要的可穿戴医疗设备形态各异，主要包括：智能眼镜、智能手表、智能腕带、智能跑鞋、智能戒指、智能臂环、智能腰带、智能头盔、智能纽扣等。可穿戴医疗设备是一个高速发展的市场，它的兴起会催生出更大的移动医疗市场。

从比较优势看，智能可穿戴医疗健康设备的主要优势有三个方面：

其一，实时监测。可穿戴医疗健康设备能够为用户提供实时健康监测数据，让用户实时了解个人身体健康状况。可穿戴医疗健康设备节省了用户去医院检查和测量的费用，同时也降低了用户的使用成本和时间成本。可穿戴医疗健康设备提供的实时监测，尤其适合当前医疗领域在慢性病管理方面的应用。

其二，降低治疗成本。基于可穿戴医疗健康设备在医疗上的应用，医疗机构将可以更好地整合医疗资源，为用户提供更便捷的医疗服务。可穿戴医疗健康设备的即时性，为医疗机构调配医疗资源提供重要的参考支撑，医生可根据可穿戴医疗健康设备的反馈实现即时上门或远程会诊，大大降低了医患两方的治疗成本。

其三，医疗大数据。可穿戴医疗健康设备的进一步应用，将实现对用户健康数据大量级别的采集，为后向医疗大数据应用分析提供了重要支撑。医疗大数据不仅能为医药研产业链上的相关企业和国家卫生部门的科学决策提供依据，同样也能为保险等行业提供可靠数据源，支撑用户更加个性化的医疗服务。

虽然当前大部分可穿戴医疗健康设备仅仅提供数据监测功能，但在未来，可穿戴医疗健康设备的治疗功能将会得到更普遍的应用。可穿戴医疗健康设备将实现为用户提供诊断、监测、干预一体化的服务，为用户提供最便捷和切实的移动医疗健康福利。

2. 智能医疗

智能医疗是通过打造健康档案区域医疗信息平台，利用最先进的物联网技术，实现患者与医务人员、医疗机构、医疗设备之间的互动，逐步实现信息化。在不久的将来，医疗行业将融入更多人工智慧、传感技术等高科技，使医疗服务走向真正意义的智能化，推动医疗事业的繁荣发展。

早在 2004 年，物联网技术便应用于医疗行业，当时美国食品药品监督管理局（FDA）采取大量实际行动促进 RFID 的实施和推广，政府相关机构通过立法，规范 RFID 技术在药物的运输、销售、防伪、追踪体系中的应用。美国医院采用基于 RFID 技术的新生儿管理系统,利用 RFID 标签和阅读器,确保新生儿和小儿科病人的安全。2008 年年底,IBM 提出了"智慧医疗"的概念,设想把物联网技术充分应用到医疗领域,实现医疗信息互联、共享协作、临床创新、诊断科学以及公共卫生预防等。

在发展趋势上,未来的智慧医疗,一是要将物联网技术用于医疗领域,借数字化、可视化模式,使有限的医疗资源让更多人共享。通过射频仪器等相关终端设备在家庭中进行体征信息的实时跟踪与监控,通过有效的物联网,可以实现医院对患者或者是亚健康病人的实时诊断与健康提醒,从而有效地减少和控制病患的发生与发展。

二是随着移动互联网的发展,未来医疗向个性化、移动化方向发展,如智能胶囊、智能护腕、智能健康检测产品将会得到广泛应用,借助智能手持终端和传感器,有效地测量和传输健康数据。

三是随着安全防范体制和技术的进一步完善和提高,医疗行业完全有条件、有能力应用最新的高新科技成果,带领全行业步入一个新的台阶,提供最先进、最及时的医疗服务,树立自己的行业形象,并能够高效地为用户服务。

二、生命健康产业

20 世纪以来,生物技术发展日新月异,特别是近年来,基因测序成本以超过摩尔定律的速度下降,生物经济将成为继信息经济后的重要经济形态。

软银公司预测,超级智慧将会被用来预防无法治愈的疾病,基因技术的发展使人类的平均寿命大大延长。生物技术不断在医学、农业、工业、环境、能源等领域展现出巨大的潜力,有可能从根本上解决世界人口、粮食、环境、能源等影响人类生存与发展的重大问题。在医疗领域,以干细胞、基因测序与编辑、生物芯片等核心技术为基础,新兴生物技术在医院领域的广泛应用,不仅极大地改造了传统的医药行业,还使医疗技术的核心从末端的疾病治疗,逐步走向前段的诊断和预防,并打开了未来个性化医疗的大门。根据国家规划,到2020 年,与生命科学相关的生物产业园规模可能达到 8 亿 ~ 10 亿元。

干细胞及基因产业是最具发展潜力的新型高科技生物产业之一,在治疗肝硬化、免疫系统疾病等难治性疾病方面和基因检测、药物研发、化妆保健品研制等方面有着广阔的市场。从全球市场来看，干细胞技术及基因产业开发一直受到国际资本市场的热捧，仅在美国纳斯达克挂牌的上市股票中，干细胞概念的相关市值就超过了 300 亿美元。我国早已将干细胞研究列入国家"863""973"计划。经过十几年的发展，我国干细胞领域整体水平已排名世界前十，但多数定位于应用基础研究，离商业化还有较大差距。虽然国内已有不少单位尝试使用干细胞进行治疗，并有部分病例取得良好效果，但因缺少产业化的产品，制约了我国干细胞产业的发展。近年来，随着干细胞治疗市场的不断扩大，专家预测，未来 5 年我国干细胞产业规模将会从目前的 20 亿增长到 300 亿，年增长率达到170%，今后将以超过 100% 的速度快速发展。除了基于干细胞本身形成的产业链，干细胞产业也将与其他产业相互结合、互促发展，如研究试剂产业、基于遗传信息的产业、诊断检测试剂产业、生物工程材料和人造组织器官等生物材料产业。

三、健康体育产业

当前，身体活动不足（physical inactivity）已成为世界范围的健康问题。世界卫生组织（WHO）的数据显示，全球范围内归因于身体活动缺乏的死亡占 6%，排在高血压（13%）、吸烟（9%）以后，与高血糖（6%）相当，故将身体活动缺乏列为第四位的死亡危险因素[①]。与此同时，随着城乡居民消费观念、健康理念的不断升级，体育健康产业这一新兴概念开始出现，并成为当前人民追求健康、注重休闲的一种重要方式。

从概念上看，健康体育产业是随着人类社会经济的高速发展，以不断增长的社会物质基础为前提，以健康和体育两大产业的有机结合为条件，以广泛的社会关心和国民的共同参与为基础，在 20 世纪 70 年代后迅速发展起来的一种特殊体育产业。按照此概念，我们可以简单归结为，健康体育产业是因为健康体育产业自身拥有的特殊性质所决定的。健康体育产业并不是脱离复合产生的又一个新型体育产业类型，它在成为其他体育产业支撑以前已经完成了自身的一次小复合。因此，可以对健康体育产业做进一步细分，即：健康体育产业 =

---

① World Health Organization. *Physical inactivity is the fourth leading risk factor for global mortality*, 2016, http: //www.who.int/features/factfiles/physical_activity/ facts/en/.

健康产业 + 体育产业。亦即,体育健康产业是导入健康理念的大体育产业。

健康体育产业关联图见图 14-1。

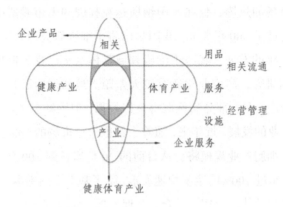

图 14-1　健康体育产业关联图

在健康体育产业中,既有体育产业的成分,也有健康产业的成分。而现代的健康概念,已经从过去的身体健康、心理健康、身心健康,发展到了身体健康、心理健康、生活健康这样一个更为广阔的范围。因此,它又自然地扩大到了健康体育产业领域,赋予了健康体育产业身体健康、心理健康、身心健康、生活健康这样一个宽广的特殊产业功能。所以,健康体育产业区别于职业体育产业,建立起了独立的健康体育产业类型理论体系。运用复合体育产业类型的原理,把健康体育产业类型放在体育产业类型理论的系统整体之中来加以更进一步地分析。它在保持健康产业和体育产业各自独立性的同时,但健康产业和体育产业相结合产生的健康体育产业。广义上的健康体育产业包括七个主要产业类型:健康体育服务产业;健康体育用品产业;健康体育空间设施产业;健康体育相关流通产业(健康体育服务产业+健康体育用品产业);健康体育空间设施经营管理产业(健康体育服务产业+健康体育空间设施产业);健康体育产业(健康产业+体育产业);健康体育相关产业(利用健康体育的健康体育产业)。

未来,健康体育产业将呈现以下三大发展趋势:

一是健康体育与相关产业的融合态势不断增强。体育作为大健康、大休闲的组成部分,是一个具有较强融合性特征的行业,健康体育与文化、养老、教育、农业、林业、水利、通航等产业的融合发展具有巨大潜力。未来十年,"体育+旅游""体育+健康"的发展空间最大。体育旅游领域,以户外运动为主题的

116

运动休闲主题游将不断涌现，运动休闲、运动体验、康体度假、赛事观赏、山野户外、体育节庆和民族民间民俗体育等旅游产品供给将逐渐丰富，我国将逐渐形成一批具有国际影响力的体育旅游目的地，以及一批国家级体育旅游示范项目和体育旅游精品线路。体育健康领域，体育在推进健康关口前移、慢性病干预、健康促进、生活品质提升等方面的作用将逐步显现，社会资本开办的康体、运动康复等各类机构迅速增加，全民健身与全民健康的融合程度不断增强。

二是健康体育新需求、新业态、新模式将不断涌现。当前，在全球新一代信息技术革命和新产业革命融合对接的背景下，以市场为导向的，以技术、应用和模式创新为内核并相互融合的新型经济形态将不断取得发展，并助推我国经济发展方式转变和能级提升。健康体育产业作为近期才取得快速发展的新兴产业门类，尽管发展基础较为薄弱，但其后发优势也较为明显。未来十年，随着我国休闲时代的到来，广大老百姓多元化、多样性的体育消费需求将被激发，再加之我国体育领域"创新创业"的不断深入，以及"互联网+"战略的逐步实施，体育产业领域将不断发现新需求、创造新需求，以此为基础，体育产业的新业态、新模式将空前发展，为体育产业发展带来前所未有的空间。

三是科技和金融助推健康体育产业腾飞。当今时代，科技和金融在助推产业发展方面发挥的作用越来越明显。健康体育产业在遵循客观发展规律的基础上，也离不开科技和金融的大力支持。在科技方面，互联网+、物联网、虚拟现实（VR）、增强现实（AR）、机器人、无人机等现代科技成果和信息技术向体育服务领域的转移与应用，将加快推进健康体育产业在内容、形式、方式和手段等方面的创新。在金融方面，股权投资、债券投资、融资租赁、众筹、保险等金融工具和产品将不断被应用到体育领域，针对大众健身、体育赛事、体育场馆、户外运动、职业俱乐部、运动员等体育金融业务不断创新，成为我国体育产业快速发展的重要助推器。

四、健康旅游产业

健康旅游是健康服务和旅游融合发展的新业态。健康旅游打破了传统旅游"吃、住、行、游、娱、购"六要素的旅游格局，让消费者体验到新兴的、内涵丰富的旅游形式。越来越多的患者选择去马来西亚做体检，去泰国做水疗，去韩国美容，去印度做瑜伽，去瑞士戒毒治疗等，大力发展健康旅游已逐渐成为旅游经济的新亮点，也符合人们对健康、幸福的需求和休闲娱乐生活的追求，发展健康旅游对扩内需、稳增长、促就业、惠民生、保健康，提升我国国际竞争力具有重要意义。

与传统旅游项目相比，健康旅游游客的停留时间更长、旅游消费更高，且能有效推动医院、酒店、翻译、交通、旅游景点、购物等相关产业要素的发展。同时，健康旅游产业的消费者平均一天消费360美元，是普通游客每天花销140美元的两倍以上，表明健康旅游产业链带来的收入效应远远大于传统的旅游产业及医疗产业的收入效应。

目前，世界上有超过100个国家和地区开展健康旅游。斯坦福研究院预计，2017年健康旅游将产生6785亿美元的收入，占世界旅游收入的16%。近5年，全球健康旅游增长率为9.9%，是世界旅游业增速的两倍，健康旅游游客可以给目的地市场带来人均约为10 000美元的收入，远高于一般的国际游客对目标市场的贡献收入。

从我国来看，根据全国健康普查，全国约有23.1%的高收入人群有"三高"疾病，33.7%的高收入人群有胃肠消化系统疾病，92.3%的高收入人群存在身体和精神健康问题。2011年，富裕人群中仅有3%的人口有意识去海外就医；2015年，已经达到40%。2015年四季度，中国患者赴海外就医数量比2015年年初增加了三倍。医疗机构的品牌资质是首当其冲的关注因素。国际健康旅游客流主要从发达国家向发展中国家流动，高品质低价位是健康旅游最大的吸引力之一。以泰国、印度、韩国为代表的世界主要医疗旅游目的地，以优越的医疗条件、特色的医疗产品、良好的服务环境、低廉的服务价格、完善的配套措施等，紧密结合本国的特色和优势国际健康旅游的主要动力因素（见表14-1）。发展国际医疗旅游，取得了良好的经济效益和社会效益。

未来，健康旅游需要重点关注以下几个方面：一是健康旅游产品，主要包括高端医疗、特色专科、中医保健、康复疗养、医养结合等系列产品。二是高端医疗服务，发展集医疗、预防保健、养生康复为一体的实体型现代化国际健康服务园区。三是中医药特色服务，包括：开发中医药观光旅游、中医药文化体验旅游、中医药特色医疗旅游、中医药疗养康复旅游等旅游产品，推进中医药健康旅游产品和项目的特色化、品牌化。四是康复疗养服务，包括日光、水疗、地热、海滨、森林、温泉等特色健康旅游，通过气功、针灸、按摩、理疗、矿泉浴、日光浴、森林浴、中草药药疗等多种服务形式，提供健康疗养、慢性病疗养、老年病疗养、骨伤康复和职业病疗养等特色服务。五是休闲养生服务。将休闲度假和养生保健、修身养性有机结合，拓展养生保健服务模式，针对不同人群需求的特点，打造居住型养生、环境养生、文化养生、调补养生、美食养生、美容养生、运动养生、生态养生以及抗衰老服务和健康养老等一系列旅游产品。六是健康旅游服务。整体设计产业管理、项目建设、标准制定、营销宣传、项目融资、环境保护以及危机管理等。七是健康旅游服务信息化，包括医院信息平台，健康旅游信息服务体系，与医疗机构联通的远程会诊等远程医疗服务。八是商业健康保险。多样化健康保险服务与健康旅游服务相适应的多样化、多层次、规范化的产品和服务。

表 14-1   国际健康旅游的主要动力因素

动力因素	发达国家	发展中国家的健康旅游项目
医疗费用	在劳动力价格、管理费用、医疗事故保险等因素作用下，价格昂贵	价格低廉，如在印度进行部分心脏手术费用仅是美国的1/5或1/10
治疗时效	在医疗保险体制等因素制约下，部分患者需要长期等候，特别是在英国和加拿大	专业机构及人员会同健康旅游者设计医疗程序，即行手术无须等候
医疗质量与服务	公立和私立医院有很大差异，医疗效果比发展中国家部分医院低	集中了国内顶级资源，部分医院获得 JCI、ISO 国际认证
医疗保险覆盖与项目承保	部分民众无医疗保险；部分保险不承保牙齿、眼睛等病症，在美国该部分民众数约为 1.2 亿人	部分健康旅游机构与保险机构联手推出特种健康旅游保险保障健康旅游者权益
旅游等额外收益	在本地进行治疗，无旅游等额外收益	部分健康旅游地即是旅游胜地；部分健康旅游项目具有浓郁的民族特色，可获得观光购物等旅游收益
特殊需求满足	禁止使用部分医疗技术和医疗手段	部分医疗技术及手段具有合法性
其他原因	货币兑换率，世界经济一体化，互联网通信技术，航空旅行费用降低；专业健康旅游公司涌现，国家政府部门推动，企业和保险机构不堪费用与医疗费用上升开始合作推行医疗服务外包，如日本一些公司把员工集体送往国外参加健康旅游	

参考文献

[1] 保罗·皮尔泽. 财富第五波[M]. 路卫军，译. 北京：中国社会科新华出版社，2011.

[2] 贝恩德·埃贝勒. 健康产业的商机[M]. 王宇芳，译. 北京：中国人民大学出版社，2010.

[3] 魏际刚. 从战略高度重视健康产业发展[J]. 金融经济，2012（5）：17-18.

[4] 宫洁丽，王志红，翟俊霞，席彪. 国内外健康产业发展现状及趋势[J]. 河北医药，2011（7）：10-12.

[5] 吕岩. 健康产业：我国现代化进程中的巨大机遇和挑战[J]. 理论与现代化，2011（1）：16-20.

[6] 张华. 刍言健康产业[J]. 天津市教育科学研究院，2013（4）：8-11.

[7] 张俊祥，李振兴，田玲，汪楠. 我国健康产业发展面临态势和需求分析[J]. 中国科技论坛，2011（2）：50-53.

[8] 贡森. 中国卫生资源供求状况与发展改革思路[J]. 江苏社会科学，2006（5）：78-81.

[9] 勇前，陈俊峰，马静. 医疗卫生产业组织研究与产业政策[J]. 医学与哲学，2006（10）：28-30.

[10] 王晓迪，郭清. 对我国健康产业发展的思考[J]. 卫生经济研究，2012（10）：10-13.

[11] 徐磊. 我国生物医药产业发展的前瞻性研究[J]. 中国医药技术经济与管理，2008（12）：14-19.

[12] 王振国. 加快健康产业发展的思考[J]. 吉林日报，2010（11）：15.

[13] 刘青松. 我国健康产业的可持续发展策略探索[J]. 改革与战略，2012（4）：146-148.

[14] 胡琳琳，刘远立，李蔚东. 积极发展健康产业——中国的机遇与挑战[J]. 中

国药物经济学，2008（3）：19-26.

[15] 国家信息中心中国经济信息网著. 中国行业发展报告：医疗服务业[M]. 北京：中国经济出版社，2006.

[16] 马丽斌，马爱霞. 对发展我国健康管理产业的探讨[J]. 上海医药，2007（1）：12-15.

[17] 贾让成，李龙. 健康产业作为长三角区域战略性新兴产业的研究[J]. 卫生经济研究，2013（8）：21-24.

[18] 汤文巍，程晓明. 医疗服务产业投资分析[J]. 中国卫生资源，2006（3）：102-104.

[19] 赵光，边庆良，等. 刍议健康产业和城市布局[J]. 城市规划，2012（1）：52-54.

[20] 陶呈义. 对国内健康产业规划布局的哲学思考[J]. 中国卫生产业，2006（6）：91-92.

[21] 杨晓红. 探寻建立成熟的健康产业路径[J]. 浙江经济，2013（5）：48-49.

[22] 深圳保健协会. 深圳市健康产业发展促进会编. 深圳健康产业发展报告[M]. 北京：中国经济出版社，2013.

[23] 马伟杭. 发展健康服务业促进经济转型升级[J]. 卫生经济研究，2013（10）：3-5.

[24] 翟俊霞，宫洁丽，朱芳华，刘素刚，席彪. 河北省健康产业服务京津的策略研究[J]. 临床合理用药，2012（5）：179-180.

[25] 郭艳华，阮晓波，周晓津. 广州发展健康产业的思路与对策建议[J]. 广东科技，2014（5）：50-55.

[26] 浙江省发改委课题组. 从文献研究看健康产业的概念与分类[J]. 浙江经济，2013（16）：32-34.

[27] 王廷，徐平澜，戴明权. 宁波市健康产业发展现状及思考[J]. 中国食物与营养，2012（1）：76-79.

[28] 刘冬梅，张健，李净海. 天津市滨海新区健康产业发展战略研究[J]. 卫生软科学，2012（12）：1041-1044.

[29] 健康中国2020战略研究报告编委会. 健康中国2020战略研究[M]. 北京：人民卫生出版社，2012.

后　记

　　产业经济和区域经济是我研究的重点方向，大健康产业的发展趋势和路径一直是我关注的重点领域。在我国大健康产业研究当中，许多人将大健康产业等同于健康产业，即狭义的健康产业，它仅包括医药、医疗器械、保健食品、体育健身用品等健康制造业。事实上，随着云计算、大数据、物联网等现代信息技术的快速发展，大健康产业的内涵也越来越丰富，除了健康制造外，健康服务和健康管理也被纳入其中。

　　2016 年 10 月 25 日，中共中央、国务院发布了《"健康中国 2030"规划纲要》。纲要既是中华人民共和国成立以来首个在国家层面提出的健康领域中长期战略规划，也明确提出要突出大健康发展理念，确立了"以促进健康为中心"的"大健康观""大卫生观"。"健康中国 2030"战略的提出，不但是基于全方位、全周期保障人民健康的考虑，同时也是实现党的十九大报告提出"到 2035 年基本实现社会主义现代化，到本世纪中叶，把我国建成富强民主文明和谐美丽的社会主义现代化强国"宏伟战略目标的重要指标。

　　发展思路决定出路和质量效益。大健康产业的发展，必须以习近平新时代中国特色社会主义思想为指导，按照"健康中国 2030"战略总要求，顺应世界科技发展趋势，找准历史方位，创新发展路径，不断丰富产业业态，延伸产业链条，优化发展环境，实现大健康产业的健康快速发展。这既是保障全民健康的必然要求，也是促进经济结构转型、培育发展新动能的现实需要。

　　本书正是从这一思路出发，探讨大健康产业发展的具体的、可操作的发展思路和路径，研究世界主要国家的健康国家战略体系、大健康产业内涵特点、大健康产业发展现状趋势，并以重庆市为例进一步探讨了重庆市大健康产业发展的战略思路和创新路径。力图从理论和实际相结合的角度，为我国大健康产业发展提供一些有参考价值的实施路径和发展对策。

在本书写作过程中，重庆市综合经济研究院易小光研究员、丁瑶研究员、苟文峰副研究员，重庆社会科学院彭劲松研究员、杨玲研究员、彭国川研究员，重庆工商大学李敬研究员，重庆师范大学胡兵教授，西南政法大学赵文丹副教授等专家给予了悉心指导。重庆市发展和改革委员会、重庆市经济和信息化委员会、重庆市体育局、重庆市卫生和计划生育委员会相关处室为本书的写作提供了必要的支持和帮助。西南交通大学出版社为本书的编辑、出版付出了辛勤的劳动。在此一并致谢！

犹记当年，怀揣学术梦想，踏入社会科学研究领域。彼时，更多的是对社会科学学者解释经济现象、解决现实问题的新奇和期盼，鲜活而流畅的文字，仿佛源自心底深处奔涌不息的大河，且凝着一股沉甸甸的气韵，将我的梦想和职业生涯与社会科学研究归一。从事社会科学研究工作10多年来，我无时无刻不被社会科学研究工作独特的魅力所吸引和感染。每一次成果的转化、每一篇建议的采纳，都让我欣喜激动。社会科学研究是文字中闪耀独特魅力、研究中迸发崭新思想的科学，始终给予我奋勉向上的力量。

本书是我治学道路上的一次自我剖析，也是我人生道路上的一次尝试。鉴于时间和能力所限，书中观点难免肤浅和偏颇，恳请广大读者和同仁给予批评指正。也期望本书的研究结论和建议能为大健康产业的发展提供有益参考，为"健康中国2030"目标的实现尽绵薄之力。

李　林

2018年元月于万科·朗润园